U0324888

Corneal Surgery：Essential Techniques

角膜手术基本技术

〔英〕
布鲁诺·祖贝布勒
斯蒂芬·塔夫斯　编著
戴维·加特利
戴维·斯伯克斯

孔祥斌　**主译**

何明光　**主审**

天津出版传媒集团

天津科技翻译出版有限公司

著作权合同登记号:图字:02-2014-328

图书在版编目(CIP)数据

角膜手术基本技术/(英)祖贝布勒(Zuberbuhler,B.)等编著;孔祥斌
等译.—天津:天津科技翻译出版有限公司,2015.9
书名原文:Corneal Surgery:Essential Techniques
ISBN 978 - 7 - 5433 - 3527 - 1

Ⅰ.①角…　Ⅱ.①祖…　②孔…　Ⅲ.①角膜－眼外科手术
Ⅳ.①R779.6

中国版本图书馆 CIP 数据核字(2015)第 161588 号

Translation from English language edition:
Corneal Surgery:Essential Techniques by Bruno Zuberbuhler,Stephen Tuft,
David Gartry and David Spokes
Copyright © 2013 Springer Berlin Heidelberg
Springer Berlin Heidelberg is a part of Springer Science + Business Media.
All Rights Reserved.

中文简体字版权属天津科技翻译出版有限公司。

授权单位:Springer-Verlag GmbH
出　　版:天津科技翻译出版有限公司
出 版 人:刘 庆
地　　址:天津市南开区白堤路 244 号
邮政编码:300192
电　　话:(022)87894896
传　　真:(022)87895650
网　　址:www.tsttpc.com
印　　刷:山东鸿君杰文化发展有限公司
发　　行:全国新华书店
版本记录:787×1092　16 开本　9.5 印张　150 千字
　　　　　2015 年 9 月第 1 版　2015 年 9 月第 1 次印刷
　　　　　定价:120.00 元

(如发现印装问题,可与出版社调换)

译者名单

主　译　孔祥斌

副主译　段虎成　潘雪珂

主　审　何明光

译　者（按姓氏汉语拼音排序）

陈　莇　段虎成　孔祥斌　李　昕　梁康福　罗　荃

吕依洋　马海智　潘雪珂　尹小芳　周　强　周怀胜

译者前言

角膜病是我国最常见的致盲性眼病之一，手术是治疗角膜疾病最重要的方法之一，由于角膜是最重要的屈光介质，因此先进的手术理念、精湛的手术技巧、优良的手术装备、系统的培训体系是获取高质量手术的基础。本书第一章简要介绍与手术相关的解剖、麻醉及检查方法；第二章介绍常见的眼表手术技巧；第三章讲述角膜移植手术方法，其内容主要特点是重点介绍手术的基本技巧，规范手术操作，帮助年轻医生养成良好的手术习惯；第五章介绍如何进行角膜实验室操作，帮助年轻医生夯实基础并快速过渡至临床操作。

屈光不正是我国最常见的低视力原因之一，目前屈光不正的手术治疗主要围绕角膜来开展。近年来，随着先进的诊断及治疗设备的不断出现，屈光手术也在不断更新，手术更加安全、更加精确、更加完美。本书第四章节详细介绍目前国际上角膜屈光手术的主要方法及手术适应证、禁忌证和并发症。

本书最主要的特点是简明扼要，重点介绍被国际上广泛认可的诊断和治疗方法，文字简洁，重点突出，并配以示意图、真实图片及手术录像，使读者非常容易理解。相信本书的出版可为我国眼科医师在角膜病诊断及治疗技能方面提供很大的帮助。

佛山市第二人民医院眼科中心是广东省眼科临床重点专科，是目前广东省综合型医院中眼科综合实力最强的眼科中心之一。本书出版得到佛山市第二人民医院李蜀光院长、邱志斌纪委书记及眼科中心全体工作人员的大力支持。此外，本书出版得到广东省自然科学基金（S2012040007624）资助，在此一并表示感谢！

译者在翻译过程中虽反复推敲请教，但译文中仍可能存在错误，恳请广大眼科同仁不吝批评指正！

孔祥斌

佛山市第二人民医院

2015 年 6 月 30 日

前　言

　　本书主要讲述角膜及眼表疾病的处理方法，为临床医师处理该类疾病提供快速而详细的临床知识。本书的主要特点是方便携带查询，为使读者理解得更加透彻，本书提供高质量图片、简洁易懂的示意图和常见手术的录像。

　　本书是一部便携式手册，便于眼病患者、眼科门诊及眼科中心医师快速查阅。虽然本书内容涵盖所有角膜相关手术，包括屈光性激光手术，但内容并不详尽，仅希望与现有的相关书籍起到相互补充的作用。

　　我们的目的是重点介绍循证医学和已经被认可的治疗方法，而并非介绍广大读者都无法实施的最前沿的治疗方法。

　　本书的另一个显著特点是为眼科医师提供基于实验室的自学手术技巧及窍门。我们认为手术作为"手动艺术"需要在临床之外尽可能练习，以提高熟练程度、效率和精确性，从而满足患者对手术效果的高期望值，特别是屈光性角膜手术。

　　我们希望本书的第一版不是最后一版，我们欢迎年轻及高年资读者提供建议和意见，以便帮助我们将未来版本做得更好。

Bruno Zuberbuhler

Stephen Tuft

David Gartry

David Spokes

致 谢

　　我们非常感谢支持本书出版的各位眼科医师。特别感谢资深角膜手术专家慷慨提供手术录像，其中包括来自西班牙马德里 Ramón y Cajal 大学医院的 Francisco Arnalich，来自英国利兹 St James 大学医院的 Andrew Morrell 和 James Ball。

　　我们非常高兴和来自 W3 传媒公司的 Alan Lacey 合作制作手术 DVD；非常感谢 Abbott 和 Alcon 公司在本书图片及 DVD 上给予的支持。

　　感谢 Springer 出版公司团队，包括 Irmela Bohn、Sabine Ehlenbeck、Sverre Klemp 和 Rosemarie Unger。非常感谢 Reinhold Henkel 绘制的精美医学示意图。

　　Bruno Zuberbuhler 非常感谢 Kasia 和 Helena 的鼓励和耐心指导。

目　录

第 1 章

引　言

1.1　角膜手术发展史

1.1.1　角膜移植简史

恢复混浊角膜透明性的设想远早于角膜移植技术的发明。19 世纪末,在不同种类动物间进行的异体角膜移植试验均告失败。1905 年,Zirm 成功实施首例穿透性角膜移植术(PKP),这也是首例成功的人类同种异体器官移植手术。一位 11 岁男孩因为眼内异物行眼球摘除,其角膜被移植到一位陈旧性碱烧伤致盲的患者。令人惊奇的是,在没有抗生素及皮质类固醇的时代,移植手术获得成功,并为患者提供有用的视力。

Castroviejo 和 Filatov 等的进一步工作使穿透性角膜移植术由最后的治疗手段成为临床中一种常规手术,这得益于手术显微镜、手术器械和缝线的发展,得益于对免疫调节的理解和眼表皮质类固醇的发展,以及在取回与移植这段时间内器官组织最佳保存方法的进步。

板层角膜移植术概念的提出早于穿透性角膜移植术,但是早期手术均出现角膜混浊。近代,Barraquer、Melles 和 Anwar 对手术技术进行改进,使选择性角膜移植获得成功且优于穿透性角膜移植术。

深前板层角膜移植术(DALK)能够置换受损的角膜上皮及角膜基质,且可保护受体的角膜后弹力层和角膜内皮。Melles 的新方法是在前房内注气形成一个光反射界面,引导锐性分离尽可能接近角膜后弹力层。Anwar 通过注入气泡,在角膜基质与角膜后弹力层间形成劈裂的平面。

近年来,在 Melles 和 Terry 的影响下,后板层角膜移植术得到发展。深板层角膜内皮层移植术(DLEK)包括解剖分离出带有后弹力层和角膜内皮的深层基质,以及与移植相似的供体组织。Melles 随后证实没有必要切除受体深层基质,带有角膜后弹力层和角膜内皮的供体深层基质可移植到剥离后弹力层和角膜内皮的受体角膜上,这个方法被命名为后弹力层剥离联合角膜内皮移植术(DSEK)。

后弹力层角膜内皮移植术(DMEK)是最新改进的角膜移植技术,仅需要进行角膜后弹力层和角膜内皮的移植。本书接下来的章节将对以上手术技术进行详细叙述。

1.1.2　激光性屈光手术简史

20 世纪 70 年代后期,准分子激光被应用到工业中制造印刷电路板。20 世纪 80 年代早期,IBM 公司 Srinivasan 发现准分子激光雕刻生物组织可精确到微米以下,且对周围的组织没有热损伤。准分子激光波长在紫外线范围内(ArF 激光波长 193nm),因此具有高能量及对组织的低穿透性。激光释放的能量被组织吸收后,足以破坏组织内的分子键,导致组织消融。

计算机引导激光并控制对组织轮廓塑形技术的发展,促进准分子激光在眼科的应用。

准分子激光首先应用于放射状角膜切开术,但很快被放弃,转而用于表面消融。在消融手术方面,准分子激光首先被用于光学治疗性角膜切削术(PTK),去除异常的表层角膜组织。精心设计的角膜形态消融可矫正屈光不正(光学屈光性角膜切削术,PRK),但手术可引起疼痛,愈合反应可能引起角膜混浊。角膜瓣下进行的角膜基质消融能够矫正屈光不正,而且避免手术后的不适感和角膜表面混浊,这种手术被命名为 LASIK 手术(准分子激光原位角膜磨削术)。

20 世纪 50 年代,Barraquer 发明制作 LASIK 角膜瓣所需的微型角膜刀。使用他的技术可将一个厚度 $300\mu m$ 的薄层角膜组织移除,在冷冻车床上对其加工塑形,再放回去。这项技术很难掌握,取而代之的是由双通道的微型角膜刀在角膜原位进行切削(角膜磨削术)。微型角膜刀的发展创造了安全和可靠的手术方式,通过制作一个带蒂的角膜瓣,掀开后暴露角膜基质床,由准分子激光进行消融。LASIK 最新进展是使用飞秒激光制作角膜瓣,避免机械设备固有的不可预测性,手术者可制作出最佳厚度和外形的角膜瓣。

准分子屈光手术发展史的主要事件见表1.1。

表 1.1　准分子屈光手术发展史的主要事件

时间	创始人/进展
1983	Trokel: 准分子激光角膜重塑
1985	Seiler: 首次在有视力眼球上进行激光治疗性角膜切削术
1987	McDonald: 在一次"盲"眼手术试验中,PRK 手术意外提高视力
1988	McDonald: FDA 进行 PRK 试验
1990	Pallikaris 和 Burratto: LASIK
1991	LASIK 首次临床试验
1995	FDA 通过 PRK
1999	FDA 通过 LASIK

1.2　角膜和结膜解剖

1.2.1　角膜结构

胚胎在子宫内第 33 天时,角膜开始发育,到第 5 个月时发育成熟。上皮细胞来源于表面外胚层,角膜内皮细胞来源于原始上皮下迁移的间充质细胞,基质来源于后来涌入这两层中的间质,内皮细胞和基质均来源于神经嵴。

正常角膜(图 1.1)垂直径线为 10.6mm,水平径为 11.7mm。但从背面看,角膜呈圆形。角膜是一个扁长的非球面, 中央部分曲率半径(7.8mm)小于周边。中央角膜厚度 $550\mu m$,逐渐向周边增加至 $670\mu m$。

1.2.1.1　上皮细胞

角膜外表面的空气–泪膜交界面占角膜屈

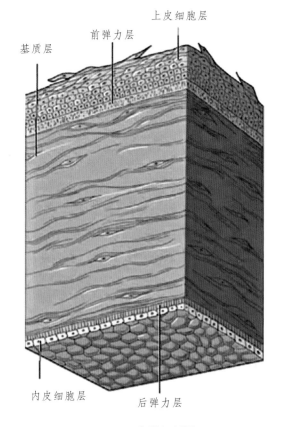

图 1.1　角膜解剖图

光力的大部分(甚至整个眼球屈光度)。角膜上皮细胞层是由 5 层或 6 层细胞(50~60μm)构成的多层鳞状非角化层。相邻细胞通过细胞桥粒紧密连接;基底层细胞呈柱状,通过半桥粒连接于基底膜板层;上皮细胞层分裂产生的新细胞向心性和向表面迁移,取代丢失或坏死细胞。在向表面迁移的过程中,细胞变得扁平,无核化,几天后进入泪膜。

角膜上皮细胞的外表面具有微绒毛和微皱襞,有助于泪膜黏蛋白层的黏附。有时上皮细胞就像一个流体,填补基质层表面的不规则,弥补角膜形态的微小改变。

当受伤时,角膜上皮细胞层通过细胞迁移和复制迅速愈合。角膜中央上皮细胞层没有黑色素细胞和免疫活性细胞以及血管,这使角膜处于相对免疫赦免状态,对角膜移植非常有益。

角膜上皮细胞的基底层包括透明板层(25nm)和致密板层(50nm)。角膜上皮细胞层通过锚定胶原蛋白复合物黏附在致密板层和前弹力层。

1.2.1.2 前弹力层

前弹力层厚 8~12μm,不同于角膜上皮细胞层的基底膜。它的胶原纤维相对较薄,且排列规则。

1.2.1.3 基质层

基质层占角膜厚度的 90%(450 ~500μm),其对维持角膜的强度和完整性有至关重要的作用。前基质层抗拉伸能力最强,后基质层毗邻角膜后弹力层,抗拉伸能力最弱。基质层由规则排列的 2μm 厚的薄层胶原纤维组成,其间散在平行排列的成纤维细胞称为角膜基质细胞。胶原纤维的排列和纤维之间间距的规则性保持了角膜的透明。胶原纤维在角膜缘与巩膜相融合。正常的基质层没有血管和淋巴管。感觉神经从角膜缘经基质层达角膜上皮细胞层。

1.2.1.4 后弹力层

后弹力层是角膜内皮细胞的基底膜,厚 8~12μm,其包括一个在子宫内形成的前带状区(占厚度的 1/3)和一个终身都在沉积的后非带状区。后弹力层在角膜周边与小梁网相连接。

1.2.1.5 内皮细胞层

内皮细胞是单层六角形细胞,高度 5~6μm,直径 20μm,该层可保持角膜相对脱水状态,相邻细胞紧密连接。内皮细胞表面顶端的离子通道主动将水运至前房维持角膜透明。出生时,内皮细胞密度是 3000~4000/mm²,内皮细胞不可再生,随着年龄增长密度逐渐下降,后期密度降至 2000/mm²。当内皮细胞密度小于 800/mm² 时,将不足以维持液体运输而导致角膜水肿。

1.2.2 角膜神经支配

角膜主要受来源于三叉神经眼支的睫状长神经支配。在脱髓鞘和形成上皮下神经丛之前,睫状长神经分支在前基质层形成一个环形神经丛,角膜中周部密度最高,而角膜中央缺如。神经进一步的分支走行于表面和向心性地形成痛觉和温度觉(特别是冷感觉)的上皮内终端神经丛。

1.2.3 角膜愈合

角膜受伤后,创伤区附近的细胞向心性迁移,与周边的基底膜原始细胞一起完全覆盖受伤部位,促使角膜上皮伤口愈合。细胞迁移受接触抑制的调控,避免过度增殖,以确保角膜表面光滑和规则。角膜缘干细胞分裂产生新的上皮细胞,向心性地迁移,不断取代脱落或受创伤丢失的上皮细胞。

角膜基质损伤的修复机制通常与结缔组织再生类似。炎症细胞(包括巨噬细胞)首先清除所有受损的组织。新的细胞外基质沉积和重塑。活化的角膜基质细胞产生胶原蛋白修复缺损,但由于新的胶原蛋白(Ⅳ和Ⅶ型)通常不存在于正常角膜基质中(正常角膜胶原蛋白为Ⅰ和Ⅲ型),而且没有有序的排列,从而形成不透明的瘢痕,随后的重塑包括胶原蛋白的替换和光学功能的改善。局部类固醇的过度使用可抑制胶原合成,从而影响伤口愈合。

内皮细胞属于终末分化期细胞,不能再生,只能通过现有的细胞扩大和迁移填补损失的细胞区域,这导致细胞密度降低、细胞变大和细胞形态发生变化。

1.2.4　结膜

1.2.4.1　范围

上方和下方结膜由3个不同的区域组成:睑结膜、穹隆结膜和球结膜。正常结膜囊上方结膜囊(14mm)比下方结膜囊(11mm)更深。

1.2.4.2　层次

结膜由上皮层和基质层组成(图1.2)。上皮层由基底膜上2~4层细胞构成,紧靠角膜缘上方和下方的Vogt栅被认为是生成角膜上皮细胞干细胞的主要位置。分泌黏蛋白的杯状细胞位于上皮更深处,主要位于穹隆结膜和睑结膜。结膜基质层位于上皮层下,由一个高度血管化的腺样层及含有较大血管和神经纤维的深纤维层组成,腺样层内有肥大细胞和其他炎性细胞。睑结膜纤维层为睑板组织。

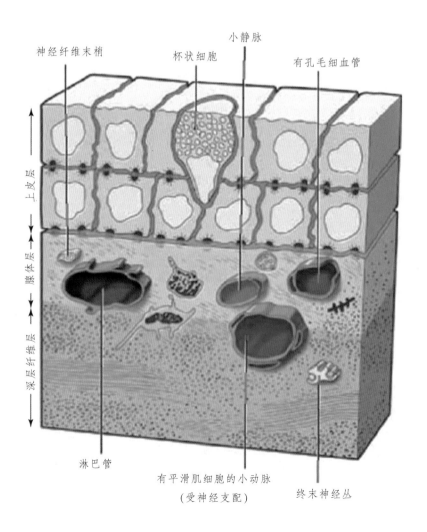

图1.2　结膜解剖示意图

1.2.4.3 免疫

结膜是一个高度免疫的活性组织,可对感染、过敏和炎症产生一系列反应。这些反应的特点表现为结构变化,包括乳头形成(上皮细胞过度增生伴中央血管形成)和滤泡形成(淋巴细胞和巨噬细胞聚集)。

1.2.4.4 血液循环

结膜血液供应来源于鼻梁动脉和泪腺动脉的眼睑分支(睑结膜区)及睫状前动脉(球结膜区)。对于前葡萄膜炎或严重的角膜炎,深层睫状血管充血。结膜有丰富的淋巴管,淋巴向颞侧流动,结膜血液可通过数条静脉回流,包括睫状前静脉、眼上静脉、眼下静脉和睑板后静脉丛。

1.2.4.5 神经支配

结膜感觉受触觉敏感的触觉小体、交感和副交感神经的自主神经支配。触觉小体主要位于角膜缘的结膜上皮,交感和副交感神经的自主神经位于终末小动脉和毛细血管的管壁。

1.3 角膜手术麻醉

1.3.1 表面麻醉

表面麻醉适用于角膜小手术,包括准分子激光手术、角膜拆线或角膜异物剔除。可选用的药物包括(按照麻醉效能逐渐增强排序)丙美卡因、利多卡因、奥布卡因、丁卡因(阿美索卡因)(表 1.2)。表面麻醉药物可影响上皮细胞之间的紧密连接,使水渗透性增加,可导致短暂轻微的角膜混浊。它们可使其他药物更易于通过角膜上皮,增加进入前房的吸收,如抗生素。1~2 滴滴入下穹隆结膜,很快就被吸收起效(几秒钟之内)。

1.3.2 局部麻醉

与表面麻醉相比,Tenon 囊下麻醉和球周麻醉均能提供更强和更持久的麻醉及不同程度的眼球运动麻痹(表 1.3)。Tenon 囊下注射麻醉药物易到达睫状神经纤维,从而容易获得有效麻醉效果,因此所需剂量小,但往往只获得中等的眼球运动障碍。球周麻醉能更好地麻醉控制眼外肌运动的第Ⅲ、第Ⅳ和第Ⅵ对颅神经,从而更有效地达到麻痹眼球运动的作用。两种局部注射均需要患者的配合,因

表 1.2 表面麻醉

	强度	持续时间(分钟)	不良反应
丙美卡因(0.5%)	轻度	15	轻微
利多卡因(4%)	中度	20	轻度
奥布卡因(0.4%)	强	30	明显
丁卡因(1%)	强	30	中度

表 1.3 局部麻醉和全身麻醉

类型	优点	缺点
Tenon 囊下麻醉 球周麻醉	安全、并发症发生率低、麻醉效果好 避免结膜下麻醉出血和水肿,麻醉效果好	结膜下出血、球结膜水肿、不对称的运动障碍及眼球偏位。以往视网膜脱离修复术中进行过环扎的患者,可能会操作困难。病理性近视患者巩膜薄,更需小心增加眶压及眼压。有球后出血(外眦切开术治疗)、眼球穿通和注入血管内的风险。如果意外注入视神经硬脑膜鞘,可出现硬膜内麻醉和脑干麻醉的风险(尤其是球后麻醉;由麻醉师通过气管插管和循环支持进行处理,直到并发症消失;因此麻醉应主要由麻醉师执行或麻醉师在场的情况下进行)
全身麻醉	可创造良好的手术条件;避免与局部麻醉相关的风险;通常耐受良好,药效很快消失	心肺意外风险增加,尤其是老年患者;轻微嘴唇和牙齿损伤;需要更多的人员(麻醉师、麻醉助理/技师)和设备;麻醉诱导和恢复需要更长的时间;可能需要住院,且不能日间手术。术后咳嗽/术后呕吐可能升高眼压或使 DSEK 植片移位

此不适合儿童和麻醉过程中不能保持眼球不动的成年人。

1.3.2.1　Tenon 囊下麻醉

患者仰卧位,表面麻醉后用开睑器打开眼睑,指导患者向上和向外转动眼球。距鼻下方角膜缘 5mm, 用 Moorfields 钳夹住结膜和 Tenon 囊,Westcott 剪刀剪开结膜进入 Tenon 囊下。Westcott 剪向后钝性分离。弧形的 Tenon 囊下注射针(图 1.3)向后插入 Tenon 囊中,直到注射器和注射针垂直,然后缓慢注入麻醉药。注药后不应该出现回流和球结膜水肿,否则药物可能注射到结膜下。

1.3.2.2　球周麻醉

患者仰卧位,给予表面麻醉。经典注射部位为眼眶下缘内侧 2/3 与外侧 1/3 的交接处(图 1.4),正位于骨性眼眶内侧。此进针路径中骨性眼眶与眼球间的距离最大,确保进针的安全性。另一个路径是位于泪阜内侧。25mm 长的

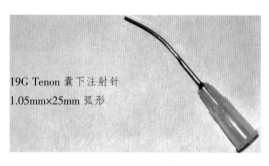

19G Tenon 囊下注射针
1.05mm×25mm 弧形

图 1.3　Tenon 囊下注射针

25G 注射针从下眼睑皮肤或者下睑结膜穹隆垂直进针,直到越过眼球赤道部,指导患者转动眼球,确保针头未触及眼球,注射 4~5mL 麻醉药物(由于突然增加眼眶内压力可导致患者严重不适,因此注射时速度要很慢),然后拔出针头。进针及注药过程中不应该出现较大阻力,如果出现,可能刺穿眼球,可使用间接检眼镜检查予以排除。

根据所需麻醉持续的时间,可给予利多卡因(短效)或者 50:50 比例的利多卡因与左布比卡因混合液(长效),利多卡因治疗窗更宽,因此更安全。有些医生主张在麻醉药物中加入透明质酸酶(150~300U),促进麻醉药物在眼眶组织中扩散,不过这种方法可引起术后长时间的复视。提前将麻醉药物温度升至体温可减少患者的不适感且起效更快。

Tenon 囊下麻醉或球周麻醉后, 可使用 Honan 气囊(30mmHg)来促进麻醉药物的扩散,使眼压的增高最小。Honan 气囊禁用于动脉性疾病和青光眼患者。

注意事项

1. 避免上眼眶进针,以免损伤血管结构。

2. 避免在修补破裂眼球或角膜穿孔时,同时采用 Tenon 囊下麻醉和球周麻醉,因为眶内压和眼内压升高可至眼内容物脱出,这类病例多采用静脉麻醉。

1.3.3　全身麻醉

所有全身麻醉均可降低眼内压,这有助于手术。全身麻醉可联合神经肌肉阻滞麻醉,但不是必需的。全身麻醉的相对适应证包括"眼

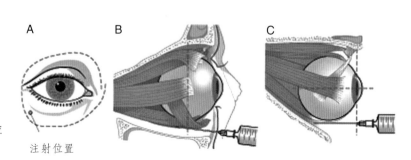

图 1.4　球周麻醉。(A)注射位置;(B)外侧观;(C)内侧观

注射位置

球开放伤"，特别是眼球外伤的修补和PKP；不能适应局部麻醉；拒绝局部麻醉；明显的头部震颤；不能长时间平躺；手术时间长或潜在引起患者不适感的操作。

1.4 缝合

1.4.1 缝针

角膜缝针有一系列型号。铲形针可平行穿过角膜板层，适合角膜伤口缝合；圆形针缝合的孔径小，适用于结膜缝合。1/2 弧度或者 3/8 弧度缝针，一般呈圆形。曲率半径小的缝针通过的伤口短、深，而曲率半径大的缝针穿透伤口长，更适合周边角膜的缝合。

1.4.2 缝线材料

三种最常用的角膜手术缝线材料包括尼龙、聚乙醇酸和聚酯（表1.4）。

1.4.3 基本原则

持针器尖端夹住缝针的中间。针尖垂直于上皮表面进针，经过基质的孔径由针的形状决定，这可使组织的变形程度最小。缝合深度应达95%的基质层（图1.5）。应避免穿透全层角膜的缝合，以免细菌经过缝线通道进入前房引起眼内炎。针入口点和出口点距伤口的距离应该相等，以确保内皮的对合。相邻针脚的间距应略小于缝合的长度。打防滑结后，线结应剪短并旋转缝线，将线结埋在基质内。

1.4.4 间断缝合

缝合垂直于伤口。入口和出口距离伤口边缘至少1mm（图1.6）。相邻缝线的间距应小于缝合针距，以确保相邻缝线间"压缩区"没有空隙。

间断缝合技术更容易学习掌握。如果伤口有新生血管形成或渗漏，或者缝线松动，或者断裂，则可拆除单个缝线以调整散光，但角膜伤口过长可导致张力不平衡，引起不规则散

表 1.4 缝线材料

材料	特点	典型适应证
尼龙	尼龙线不可吸收，常用的有 10/0 和 11/0。更精细的缝线，如 11/0 对角膜地形图影响小，但更容易断裂；12~24 个月后尼龙线可缓慢水解及变细	穿透性角膜移植术 角膜裂伤
聚乙醇酸（Vicryl®）	Vicryl®是可吸收缝合线，7~10 天后缝线张力消失，2~3 个月内完全吸收。10/0 缝线 Vicryl®比 10/0 尼龙缝线更难缝合，因为它具有保持形状的记忆，缝线易卷曲。因此它适用于只需要缝线短时间作用病例，如超声乳化术伤口或固定羊膜	超声乳化术后角膜伤口渗漏
聚酯（Mersilene®）	Mersilene®是由聚酯编织而成的不可吸收缝线，有带铲形针的 10/0 和 11/0 的缝线	

光。通过角膜地形图检测术后角膜散光，可在扁平子午线处增加一个间断缝合（相当于二期缝合），或者在更陡峭的子午线处单独拆除个别缝线减小角膜散光。

1.4.5 连续缝合

连续缝合用于缝合角膜植片，如 PKP、DALK 和构造移植。要垂直于伤口边缘进针（图1.7），直径 7.5mm 的角膜植片通常缝合 16 针，针间保持合适的间距（图1.8）；有时需缝合更多针（图1.9）。部分缝线必须立即将线头埋在

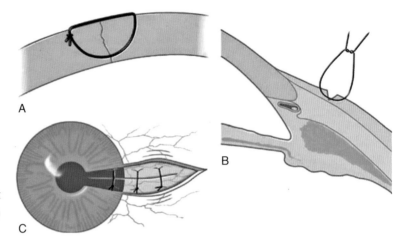

图 1.5　角膜、结膜和巩膜伤口缝合技术示意图。(A)角膜缝合；(B)结膜缝合；(C)巩膜缝合

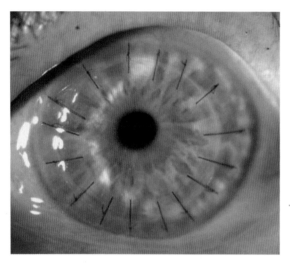

图 1.6　Fuchs 角膜内皮营养不良，PKP 角膜间断缝合

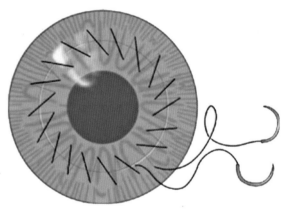

图 1.7　穿透性角膜移植术示意图：连续缝合的开始和结束

供体角膜内。

连续缝合技术更快(如 PKP)，但技术难度更大，手术医生必须避免持针器触碰针尖，以免针尖变钝，使后面的缝合更困难、更费力，并有可能导致缝针弯曲。连续缝合可使张力被分散，散光降到最低，可根据术中和术后角膜地形图来调节缝线。不能用持针器尖端牵拉缝线，或太用力，以免缝线断裂。松动的缝线可用 10/0 尼龙线缝合一针，通过基质内的"环内张力"重新加固连续缝线的张力。

拆除连续缝线比拆除间断缝线更容易。如果缝线拆除之前缝线断裂、太过表浅（图 1.10)或线眼浸润(图 1.11)，需要将患者送回手术室拆除缝线并重新缝合（通常采用间断缝合）。

如果放射状地连续缝合植片，单个连续缝合可能在植片上产生扭力，因此可联合应用反方向的双连续缝线来消除。其显著缺点是增加手术时间和基质中缝合的针数，切断之前的缝线的风险也增加。

1.4.6　缝合调节

角膜缝合张力会影响角膜缝线子午线方向的屈光力。紧密的缝线会使角膜曲度变陡

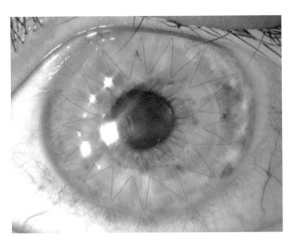

图 1.8 16 针连续缝合术后 1 周

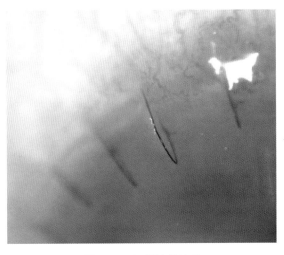

图 1.10 间断缝线松弛

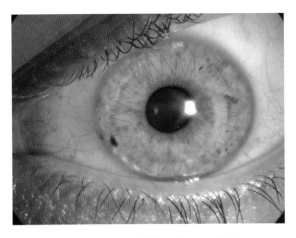

图 1.9 24 针连续缝合术后 12 个月

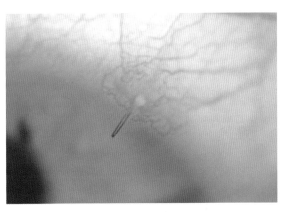

图 1.11 缝合线浸润

峭,增加角膜屈光力,而松弛的缝线产生相反的作用,这可用于调节角膜散光。缝合越接近视轴,调节效果越明显。选择性拆除缝线可矫正异常陡峭的角膜轴向。在连续缝合中,通过旋转扁平子午线方向的缝线,可使陡峭的子午线方向的缝线得到松解。缝合调整应在伤口愈合之前尽早完成(最好在 2 周内),这样张力的变化才能影响之后的胶原纤维重塑。操作在表面麻醉下进行的,最好手术在显微镜下完成,术中可通过角膜散光检查来进行判断。缝线调节会损伤角膜上皮,术后应给予抗生素眼药水滴眼。术后效果可通过连续的角膜地形图检查来评估,必要时可重新调节。

1.4.7 拆线

角膜缝线表面麻醉后可在裂隙灯或手术显微镜下拆除。如果缝线较多或为连续缝线,或者手术过程时间可能较长,显微镜下操作会令术者和患者均感到很舒适。如果患者容易出现血管迷走神经性发作,或不能在裂隙灯下充分保持静止(如老年人、轻度头部震颤、极度紧张的焦虑患者),手术显微镜下操作更便捷。

表面麻醉后,用 21G 针头或锋利的刀片切断角膜表面的缝线(在受体角膜一侧)。由于角膜上皮愈合后覆盖缝线之上,拆线过程中对角膜上皮会有一定的损伤。无齿镊抓住缝线游离的一端，将线结经伤口同侧基质层拉出，避免线结通过基质内的瘢痕，以免引起伤口裂开。当缝线伤口疑似感染时例外，在这种情况下，牵拉疑似感染缝线时应尽量远离供体角膜。稳定、快速的动作比沉稳、温和的动作更有效。

在角膜伤口塑形阶段，可选择性地拆除间断缝线以减少散光（见上文）。当伤口愈合完成，间断缝线和连续缝线均应该拆除。在极少数情况下，伤口愈合非常缓慢或伤口愈合可能不够好（如患者全身性应用类固醇或年龄太大），可无限期保留缝线。

松动缝线应拆除。松动缝线易黏附黏液导致血管形成，并且增加感染或角膜移植排斥的风险。松动缝线无助于角膜伤口的稳定性，因此拆除后不会影响伤口的完整性。当缝线出现血管化或缝线口浸润时，也应及时拆除。当缝线断裂，突出的一端会引起不适，必须拆除。

角膜拆线的主要并发症见表1.5。

1.4.8　无缝线手术

小角膜切口可自闭而不需要缝合，这依赖于制作手术切口的手术技巧、足够的眼内压以及伤口愈合期间，患者不揉术眼。这类切口在超声乳化手术中最常见，也见于DSEK。

1.5　角膜检查

1.5.1　裂隙灯检查

裂隙灯检查应该从低倍镜开始，检查眼睑睑缘、结膜穹隆和眼前段。高放大倍数可用于更详细的检查（表1.6）。

可以用不同的方式进行照明。

● 弥散光照明法可很好地显示眼前段结构的概况，使用低放大倍率和宽光束，避免照明过亮致患者不舒适。

● 直接照明法中宽光束用来检查表面，窄光束可用于检查切面。角膜病变深度也可通过

表1.5　角膜拆线的并发症

并发症	处理
伤口裂开	伤口裂开需要及时重新缝合。小的伤口裂开可在局部麻醉下重新缝合，更明显的伤口裂开可能需要全身麻醉，防止眼组织脱出。如果前房消失，应用黏弹剂形成前房，术毕再清除黏弹剂。如果伤口愈合不良，拆线后伤口易裂开，如果出现，应考虑重新缝合
缝线残留	如果拆线时线结松开或断裂，可导致缝线残留，尽量将角膜表面残留的缝线彻底清除，避免残留的线头引起患者异物感不适。尼龙线是生物惰性材料，保留的缝线一般不会引起明显的不良反应
感染	由于角膜上皮破损，缝线拆除后可能引起感染。所有角膜缝线拆除后，都应该应用广谱抗生素，直到角膜上皮愈合。缝线口已经出现感染或有感染迹象的情况下，缝线拆除后，应加强广谱局部抗生素应用1周。角膜植片感染极大增加角膜排斥的风险，因此需要应用眼表类固醇
屈光变化	角膜缝线拆除后，伤口张力的变化可能会导致屈光力的改变，尤其是散光的变化，屈光力改变不一定相同，这与伤口内愈合程度有关；这类情况必须告知患者，并建议在角膜屈光力稳定之前，不要验配新的眼镜。当角膜屈光力稳定后再做进一步处理

检查确定；从低倍率开始，如果需要可增加放大倍率。测量尺可用来测量病变大小（如溃疡的大小），光束和显微镜必须同轴，并且直接照射"正前方"的位置，以确保观察准确。

● 间接照射有助于评估角膜神经、微小角膜混浊和角膜营养不良。

● 后照法（来自视网膜和虹膜）用于检查角膜上皮基底膜或者后弹力层的角膜营养不良。

表 1.6 眼前段检查

解剖结构	体征
眼睑	睑内/外翻、切迹、睑缘炎、睑板下异物、眼睑松弛/眼睑松弛综合征
睫毛	倒睫、双行睫
泪小点	是否存在，开放或闭合，位置。泪小点塞是否存在
结膜穹隆	睑球粘连、穹隆缩窄、巨大穹隆综合征
睑结膜	滤泡、乳头、充血
球结膜	充血、翼状胬肉、肿瘤、瘢痕、囊肿
巩膜	炎症、变薄/融解
角膜缘	角膜缘炎、角膜缘缺血、血管翳
角膜神经	神经周围浸润
泪膜	质量、BUT、陷凹、碎片
上皮	微囊肿、丝状物、营养不良、异物、水肿、擦伤、溃疡、带状角膜变性、点状糜烂、炎症
基质	营养不良、瘢痕、厚度、水肿、浸润、溃疡、脓肿、新生血管
后弹力层	营养不良、瘢痕、条纹
内皮	细胞形态（镜面反射）、营养不良、内皮炎

BUT：泪膜破裂时间

- 巩膜弥散照明法：观察系统和照明系统分开，光束照在角膜缘，而观察角膜的顶点。可观察轻度的角膜水肿或角膜混浊区域。
- 镜面反射法：观察和照明系统位于距正中线相等角度的两侧。增大放大倍率并单眼观察，可检查角膜内皮。

1.5.2 Schirmer 试验

Schirmer 试验用于评估泪液的分泌量（基础分泌和反射分泌），因此有助于泪液缺乏的检测；Schirmer 试验可用于干眼症的诊断，也是激光屈光手术患者术前评估标准的组成部分。评估基础泪液分泌和反射泪液分泌时，将预先折好的标准滤纸条放置在下结膜穹隆，指导患者正常眨眼，不能擦拭眼球，5 分钟后取出，测量测试纸的湿润距离（表 1.7）；放置滤纸条前，

表 1.7 Schirmer 试验

泪液分泌	湿润长度(mm)
低	<5
中等	5~10
正常	>10

滴表面麻醉药后可评估基础泪液分泌。

1.5.3 泪膜破裂时间

泪膜破裂时间检测是干眼症患者的诊断性检查，它可提供泪膜稳定性的相关信息。在裂隙灯高放大倍率下，采用荧光素对泪膜进行染色，让患者正常闭眼一次后不眨眼，记录当泪膜出现一个局限的破裂点的时间（表 1.8）。黏蛋白缺乏或脂质层的异常可使泪液快速蒸发，导致泪膜不稳定。

1.5.4 角膜敏感度

角膜敏感度的评估有助于干眼症和其他可能影响角膜敏感度的疾病，包括疱疹性角膜炎、糖尿病和三叉神经疾病。最简单的方法是用一小束棉花接触角膜，观察患者是否能感觉到。Cochet-Bonnet 触觉计可用于角膜敏感度的定量检测，触觉计上有直径为 0.12mm 的可变形的不同长度尼龙细丝（0~60mm），接触角膜后可产生一个标准化的触觉刺激，刺激的压力范围在 973~17 699mg/mm^2 之间，患者所需的尼龙细丝越短，角膜敏感度越差。

角膜敏感度降低使角膜上皮细胞的屏障功能和角膜上皮细胞损伤的风险增高，患者易患感染性细菌角膜炎、角膜基质融解和角膜穿孔。如果确定角膜敏感度损伤，须建议患者规

表 1.8 泪膜破裂时间

泪膜稳定性	破裂时间(s)
低	<5
中等	5~15
正常	>15

律地使用润眼液,保持最佳的眼表环境,防止眼表损伤。

1.5.5　厚度测量仪

厚度测量仪用于测量角膜厚度且还有多种用途。

● 校正压平眼压计测定的眼压。角膜手术后频繁应用眼表类固醇,可导致眼内压上升,必须准确监测眼压以免青光眼引起视力丧失。

● 评估 LASIK 手术的适应证。角膜较薄的患者 LASIK 术后有角膜扩张的风险,建议应进行表面手术(LASEK)。

● 怀疑角膜排斥或内皮功能障碍时评估角膜水肿。

角膜厚度测量有以下几种方法。

● 超声波。超声波(20MHz)通过角膜接触探头在角膜中传播, 由于超声波在角膜中传播的速度已知,测量出角膜后表面反射脉冲时间,即可计算出超声波传播的距离。超声波探头可放置在角膜的任何部位, 但最适合用于中央角膜厚度测量;快速连续测量多次,计算测量值的平均值;超声波快速、简单且可独立操作。

● Oculus 眼前段分析仪。非接触眼前段成像方法,利用旋转 Scheimpflug 相机构造眼前段的三维图像,获取大量角膜裂隙图像,通过计算机进行整合。利用软件可生成角膜厚度地图及角膜地形数据。

● 博士伦 Orbscan。Orbscan 使用切片扫描技术获得角膜前后表面图像。Placido 环投射到角膜, 裂隙光束在角膜移动即可获得图片,除测量角膜厚度,还可获得角膜地形图,以及直径 3mm、5mm 和 7mm 光学区的角膜屈光力。Orbscan 需要更长的检测时间, 用户对其依赖性高于超声波, 但 Orbscan 可获得整个角膜厚度地图。与超声波相比,Orbscan 通常可即时读取数据,因此当选择准分子激光手术时,可作为首选。

● 光学相干断层扫描(OCT)。OCT 是利用光学干涉的基本原理,来自眼组织的反射光束

(指示光束)和来自参照通路的光束发生干涉,探测器接收两个信号之间的相位差异,从而计算出指示光束行进的距离。一个图像是由成千上万的数据点构成,显示眼球的"断层"结构。来自角膜前后表面的信号可生成角膜厚度地形图,显示出整个角膜的厚度。

不同测量方法测量出角膜厚度有一定差异,因此比较不同测量方法时须特别注意。同一设备连续测量出的结果更可靠。

1.5.6　角膜曲率测量

角膜曲率测量是测量角膜前表面曲率半径(r),屈光力(D)可通过将角膜折射率(n_2,临床上常用的平均值为 1.3755)和空气折射率(n_1)代入下面的方程式进行计算:

$$D = \frac{n_2 - n_1}{r} = \frac{1.3755 - 1}{r}$$

1.5.6.1　Javal 角膜曲率计

角膜曲率计把角膜前表面作为一个大曲率的凸面镜。Javal-Schiotz 角膜曲率计已广泛应用多年,但现在有自动化角膜曲率计。镜筒反光投射到角膜, 第一波 Purkinje 图像位于两个轴位上,两个图像可弥补眼球的轻微移动,当图像对齐后,可从刻度表上读出曲率半径和角膜屈光力,调整镜筒位置后,可检测出散光的轴向。Javal-Schiotz 角膜曲率计只能检测直径 3mm 的中央光学区,如果要检测角膜周边的形状,角膜地形图更适合。

1.5.6.2　手持角膜曲率计

例如,Nidek KM-500 是一种小巧的手持式自动角膜曲率计, 可快速读出检测结果(图 1.12)。根据它的设计特点,该仪器非常适用于坐轮椅或者平躺的患者(如手术中)。数据可通过红外线传输到打印机。

1.5.7　角膜地形图(基于 Placido 盘)

角膜地形图是评估角膜表面形态的检查。

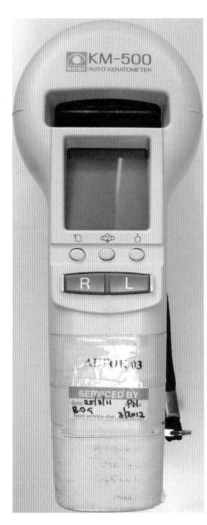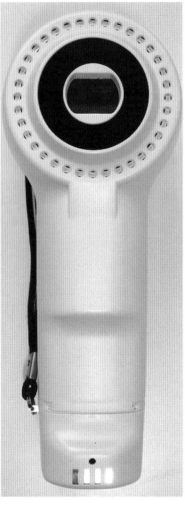

图 1.12 Nidek KM-500 手持角膜曲率计

测量系统是基于对角膜顶点高度或表面曲率进行评估。以 Placido 盘为基础的系统（如 Zeiss Atlas:图 1.13;Topcon CA-200:图 1.14;以及 Topcon KR 8100P:图 1.15）发射一个图案,通常为一系列光点或同心光圈,投射到角膜上,分析反射回来的图像。反射图像上的线越靠近,表明角膜陡曲率越大,以颜色编码角膜轮廓线的形式输出结果,图像类似于地理图上的等高线,但表示曲率的点不仅仅表示高度(图 1.16)。输出结果还包括数字化评估的角膜散光（模拟 Ks 值)和散光轴位。将检查结果与标准的数据库对比可对整个角膜形态做定性评估,提高临床医师对特殊异常变化的警惕性,如圆锥角膜。但不能对角膜后表面及角膜厚度进行评估。

1.5.7.1 博士伦 Orbscan

Orbscan(图 1.17)利用两种测量系统:基于 Placido 盘的测量系统(如上文所述)和裂隙光扫描测量系统,其中后者可获取角膜前后表面数据,产生角膜厚度地形图。以参考平面高度为基准分析数据点,可精确分析角膜参数细小变化,根据原始数据资料可推测指定点的角膜坡度及曲率。常用的参考面是理想的球面,各个点与参考面比较确定是在参考面上还是低于参考面,同时以颜色编码的地形图类似于图形显示数据便于帮助分析,输出图形可根据用户需求而调整, 通常会显示前表面及后表面"波动"(即前表面与参考面, 后表面与参考面

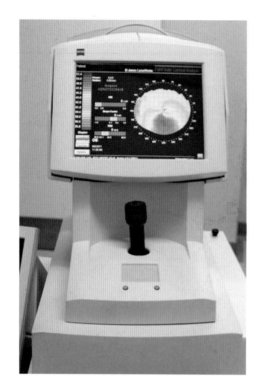

图 1.13 Zeiss Atlas 角膜地形图仪

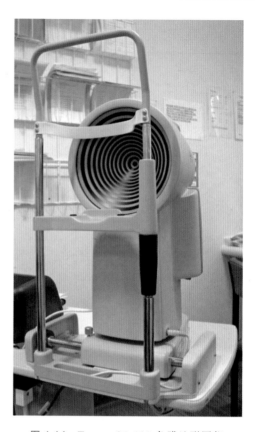

图 1.14 Topcon CA-200 角膜地形图仪

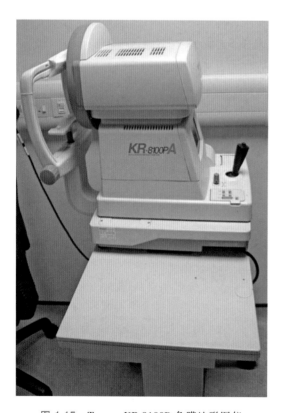

图 1.15 Topcon KR 8100P 角膜地形图仪

间差异）、角膜曲率及角膜厚度（图 1.18）。Orbscan 优点包括提供角膜后表面的数据，可帮助发现早期的圆锥角膜（后部高度大于 40μm）；可提供更大范围角膜表面的图像。Orbscan 最大的缺点是裂隙光扫描图像彼此分开，即缺乏共同的参考面；与基于 Placido 盘测量系统或角膜镜录像相比，采集图像花费时间更长，所以并不适于小儿、老年人、震颤及固视差的患者检查。

1.5.7.2 Topcon CA-200

Topcon CA-200 是基于 Placido 盘的独立操作的角膜地形图仪，其采用触屏控制，使操控及评估角膜地形图数据更快捷、更简便。

1.5.8 角膜地形图(Scheimpflug)

当物体平面、透镜平面、像平面不平行时，

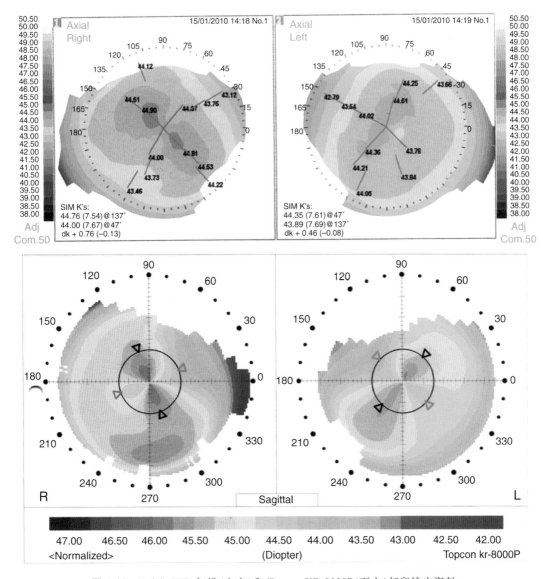

图 1.16 Nidek OPD 扫描(上方)和 Topcon KR-8000P(下方)打印输出资料

Scheimpflug 成像系统是一种可获得清晰图像的非接触式成像技术。摄像系统围绕固视点,通过扫描裂隙获取多个光学切面,所有图像都有共同的参考点,并连接起来产生更为精确的分析数据和图像显示,可再次获取角膜前表面及后表面地形图(可获取角膜厚度地形图),分辨率要高于 Orbscan。目前Scheimpflug 成像系统可获得房角、前房、后房及晶体后表面图像。

1.5.8.1 Oculus Pentacam

Pentacam(图 1.19 和图 1.20)是最早进入市场的 Scheimpflug 成像系统,已成为以Scheimpflug 成像技术为基础角膜地形图的参考。Pentacam 有不同模式和程序包可供选择,如白内障程序包、屈光程序包、角膜接触镜验配程序包以及三维人工晶体模型程序包。Pentacam HR 分辨率是 Pentacam 其他模式的 5

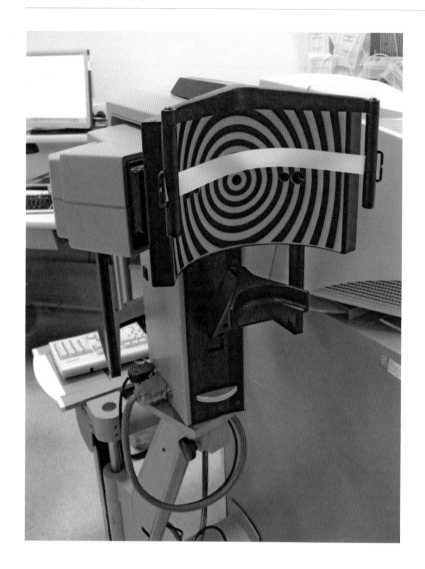

图 1.17　博士伦 Orbscan 角膜地形图仪

倍,能提供快速的图像采集(2 秒内完成扫描),可通过多种不同方式分析检查结果(图 1.21 至图 1.23)。

1.5.8.2　Ziemer Galilei 和 Schwind Sirius 系统

Galilei 和 Sirius 系统结合(双通道和单通道)的 Scheimpflug 成像系统和以 Placido 盘为基础的投射系统,可获取更精确的角膜高度和曲率数据(图 1.24)。双摄像系统能弥补检查过程中的眼球运动,同时减少投射裂隙偏离角膜中点导致的测量误差。通过整合 Scheimpflug 成像系统和 Placido 投射系统的数据,可形成一

份能更精确地评估角膜高度和曲率的数据资料。完整的远、近视标可使非调节眼和调节眼成像进行对比。Schwind 系统也能对不同光线条件下的瞳孔直径进行测量。

图形输出采用颜色编码的角膜地形图/角膜厚度图(图 1.25),对可疑眼部结构可进行三维重建。上面提到的设备为非接触式,对操作者要求高,需要患者有一定程度的配合及注视能力。得出的图像和数据可用于诊断及之后的随访。

1.5.9　像差

像差是指眼球屈光系统的不规则,包括球

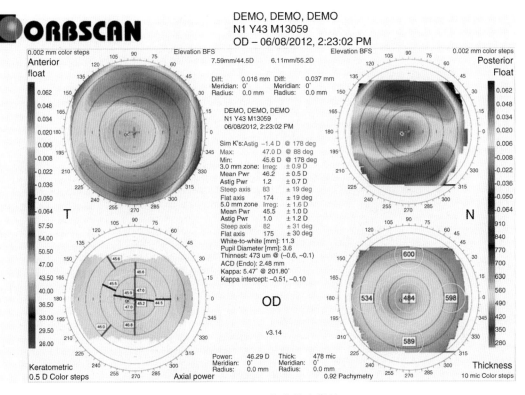

图 1.18 Orbscan 打印输出资料

面像差、柱面像差及对成像质量有轻度影响的更复杂像差。

像差仪最早应用于天文学上观测地球表面大气层影响远处物体成像质量。这一原理已被应用于活体眼部的分析。对像差影响成像质量的更深认识有助于准分子激光手术及人工晶体的设计。

完美理想的透镜可使平行于光轴的入射线折射后聚焦在一个焦点上。如果透镜或光学系统有缺陷(如有像差),就不能形成一个焦点,实际的焦点是入射光线折射后聚焦向前或向后移位(焦点移位)。当入射光线经透镜不同点入射时,可测量出相应的焦点移位,测量透镜上每个点的焦点移位,以得出整个透镜的像差,这个理论可扩展到光学系统,如眼球。

Hartmann-Shack 像差理论是众多临床中使用像差仪的基础(如博士伦 Zywave 波前像差仪;AMO WaveScan 波前像差仪;Schwind 波前像差仪;Zeiss WASCA 波前像差仪;图 1.26)。将

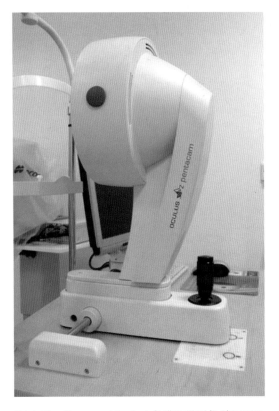

图 1.19 Pentacam(Oculus)角膜地形图仪(侧面观)

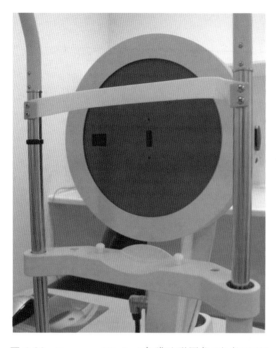

图 1.20　Pentacam(Oculus)角膜地形图仪(患者面观)

一窄激光束（WASCA 波前像差仪激光波长为850nm）和已知波阵沿视轴投射到眼内,然后利用微透镜阵列(每个直径 500mm)和探测仪阵列探测到多个点的反射图像,合成图像用以重建反射波阵面,与完美眼球(0 像差)比较,可得出眼内光学因素导致的像差。

Tscherning 理论(如德国鹰视波前像差)与Hartmann-Shack 像差理论相似, 不同的是有多束的入射激光(660nm), 这些激光束是由宽的激光束穿过若干小孔的屏幕而形成,网格样的激光斑投射到视网膜上,检测反射光斑,利用反射图上的改变可得出像差。

射线追踪分析 （如 Tracey 视觉功能分析仪）是另一种可选的评估波前像差的方法,其基本原理是将一激光束 (Tracey 视觉功能分析仪波长为 650nm)投射到视网膜上,记录其反射图像的位置,重复多个点直到覆盖整个瞳孔区(多达 256 个点)。

反射波阵面的统计分析可用 Zernike 多项

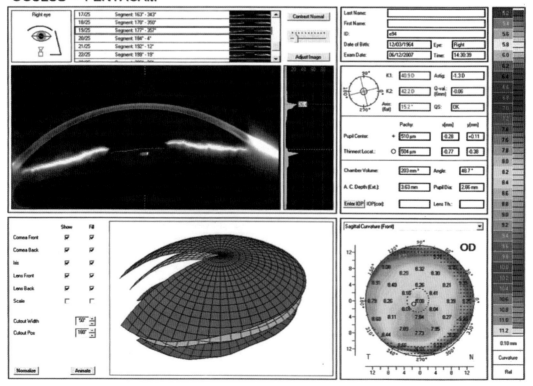

图 1.21　Pentacam 打印输出资料

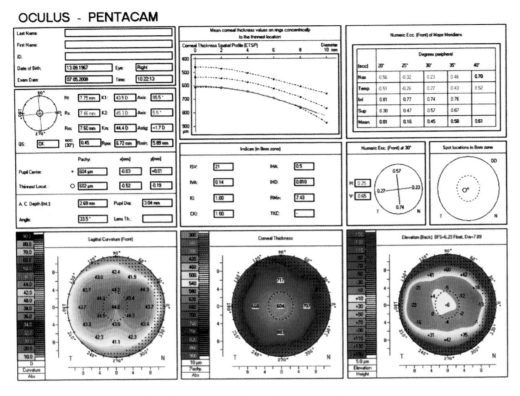

图 1.22 Pentacam 打印输出资料显示规则散光

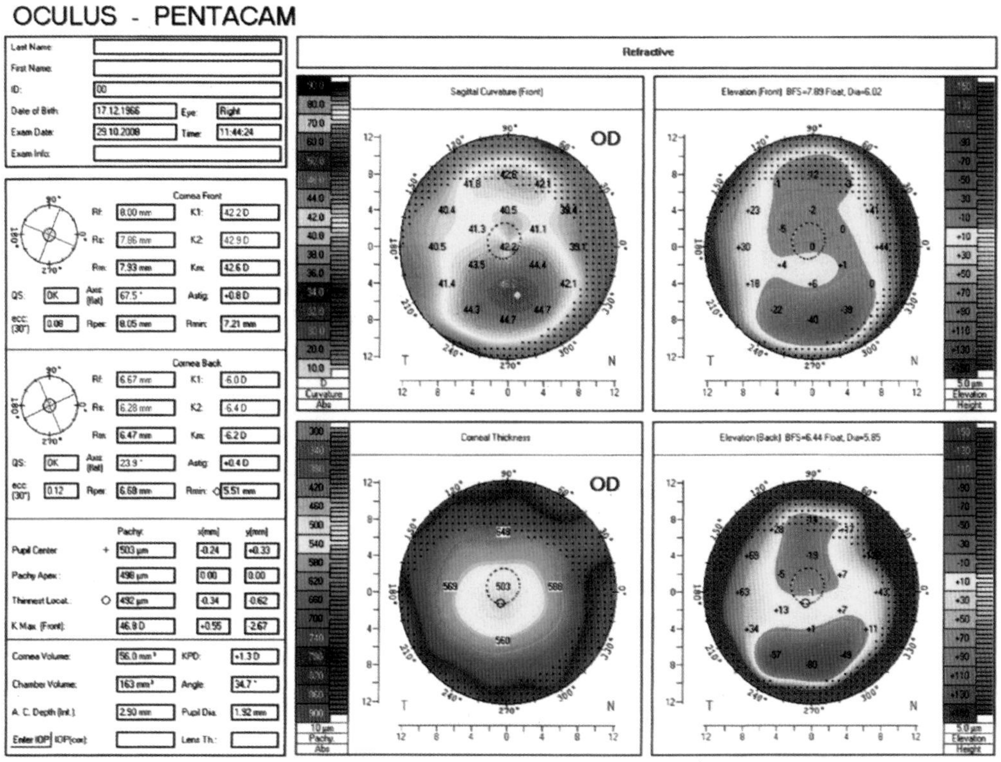

图 1.23 Pentacam 打印输出资料显示圆锥角膜 1 级

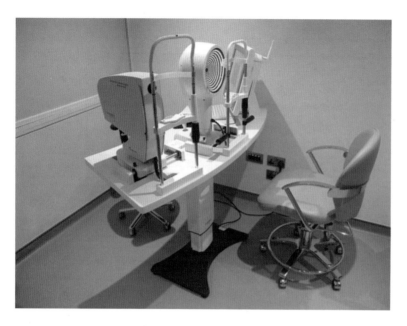

图 1.24　Sirius（Schwind 公司）角膜地形图检测仪和波前像差仪

式来表示（图 1.27）。低阶像差（如离焦、散光）和高阶像差（球差、三叶差、彗差等）可分开来分析，通常高阶像差占 4%。像差主要取决于瞳孔大小、调节能力及视标的距离，因此控制这些因素影响对于控制像差非常重要。

1.5.10　眼反应分析仪（ORA）

眼反应分析仪是一种可分析角膜滞后现象的仪器，测量角膜组织的黏滞阻力，也就是角膜抵抗变形的能力。这种力量来源于角膜组织中的黏弹性物质。将精确脉冲的空气施压于角膜顶端使之凹陷变形，数毫秒后停止脉冲，角膜恢复其自然形态。再经历一次压平形态和自然形态的转换。在角膜变形和恢复过程中，光学探测器记录下数据。自始至终监测脉冲空气的压力，记录角膜处于扁平态时的两次测量压力值。测压值与校准值的差值为 IOP 值，两次 IOP 数据的平均数就是校正 IOP 值，其差值代表角膜滞后量（用 mmHg 表示）。

眼反应分析仪测量 IOP 与其他的眼压测量方法（如 Goldmann 或气体测量方法）相比更加精确，它很少受到角膜因素（如中央角膜厚度）及眼前节手术（LASIK 或 PKP）的影响，避免角膜的生物力学以及中央角膜厚度的干扰，

检查无需表面麻醉且为非接触式。

角膜滞后量的正常范围是在 8~16mmHg（1mmHg 约为 0.133kPa），其降低常见于圆锥角膜、Fuchs 角膜内皮营养不良以及 LASIK 术后，亦可见于老年人。增高常见于高眼压患者。

脉冲空气使角膜变形时遇到黏滞阻力和弹性阻力的联合效应（相对滞后作用测量一种单独的黏滞阻力），该效应用角膜阻力系数来表示，该测量值可通过眼反应分析仪上的数据进行分析来获得。获取方法是通过对角膜滞后量进行数学推导。

1.5.11　光学相干断层扫描（OCT）

多年来，OCT 一直被用于眼后段影像学检查，近来亦已被用于眼前段影像学检查。目前临床 OCT 有多种品牌，如 Zeiss Visante（图 1.28）。

眼前段 OCT 是利用一种超红外线（1310nm）光源来获取成千个"A 超"数值。通过分析数据重建眼前段结构，其分辨率可达 18μm（图 1.29 和图 1.30）。OCT 内部软件可精确测量图片中的结构参数。眼前段 OCT 入射光线组织穿透力差（6mm），容易被色素遮挡导致虹膜后面的结构不容易窥清，但混浊角膜却很容易被穿透，因此可用于评估用裂隙灯比较难

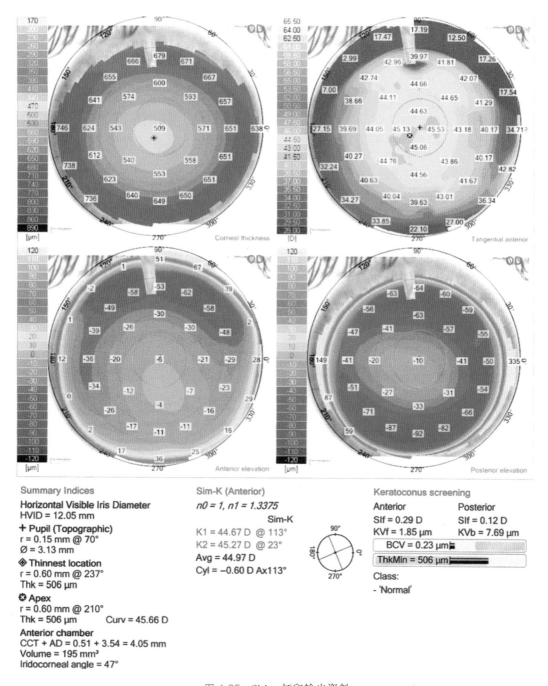

图 1.25 Sirius 打印输出资料

观察的眼前节角膜瘢痕患者。可观察房角结构，也可进行测量；眼前段 OCT 扫描速度非常快，可适用于眼球震颤的患者。

与第一代时域分析 OCT 不同，最新 OCT 采用频域或傅立叶扫描，扫描速度更快（18～40 000 次/秒），所用的波长越短得到的分辨率越高（5μm）。对数据重建可获得模拟三维图像，更利于解读。例如，美国 OptoVue 公司生产的最新一代 OCT 产品——RTVue 傅立叶 OCT 使用 830nm 的光源，可获得 26 000 次/秒的扫描

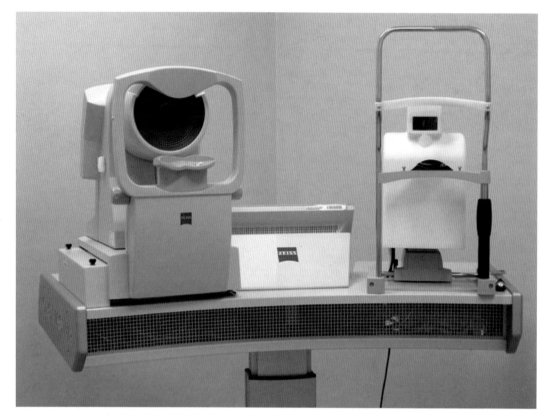

图 1.26　Atlas(Zeiss)角膜地形图检测仪和 WASCA 波前像差分析仪

速度,5μm 的分辨率。

1.5.12　共焦显微镜

　　共焦显微镜有一对小孔,其中一个孔中有反射镜,而另一个孔有一个聚光透镜,两个孔排列使点光源发射的光聚焦于所观察的组织上,反射回来的图像集中于观察孔上,两个小孔(其一,照明点,位于光源前提供一个点光源;其二,观测点,可用于捕获图像)是共焦关系。附近组织结构(不同组织深度或外侧毗邻组织)的反射光线在观察点处是散射,无法被检测得到,其最简单的方式是任何时候可观察到的关注区域仅为一个点,然而在实践中是使用多个点组成一排,以一定速率进行扫描,可组成一个复合图像。一些版本则使用裂隙扫描而不是一个针孔,可避免由于附近结构的光反射和眩光导致的光学显微镜图像质量下降及限制图像分辨率。临床上使用的共焦显微镜扫面深度为 10~26μm,横向分辨率为 1~2μm,可用于定量评估微观结构,特别是细胞和神经,也可评估可见结构的深度,例如瘢痕或手术创面。

　　共焦显微镜可对角膜进行成像观察,例如 Nidek ConfoScan 4 使用裂隙光源进行扫描,其扫描深度为 1μm,横向分辨率为0.6μm。正常角膜和结膜的外观特征以及具有特征性病理改变的病变,特别是阿米巴性或真菌性角膜炎和各种角膜营养不良均可特征性地表现出来。

　　Heidelberg 视网膜断层扫描仪 (HRT) Rostock 角膜模块也采用这种技术,它使用波长为 670nm 的二极管激光器进行扫描,图像捕获速度非常快(24ms),可消除由于眼球运动导致的人为误差。不同层面的断层扫描可得到有效

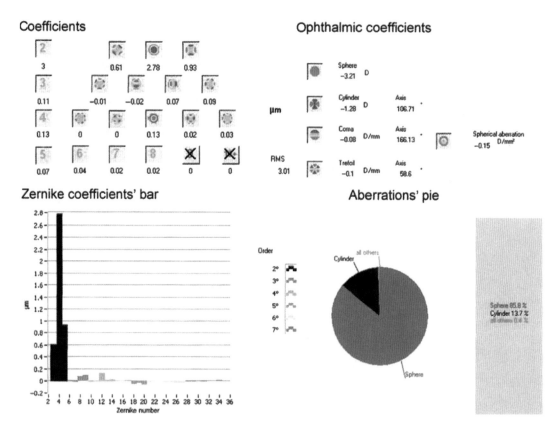

图 1.27　Schwind 波前像差仪打印输出资料

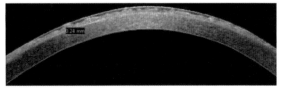

图 1.29　Zeiss Visante OCT 扫描显示浅板层角膜移植术（SALK）

的光学切面图像,也可整合成模拟的三维图像。

　　连续扫描在检测和测量微观组织结构的变化上特别有用。角膜营养不良特征性的变化已有描述,如角膜格子样变性的线性分支结构、角膜后沉着物以及角膜移植排斥反应时的细胞间明亮小体。

1.5.13　角膜内皮镜

　　角膜内皮镜是利用反射光束对角膜各层

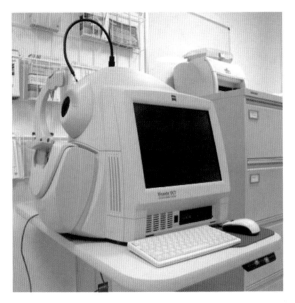

图 1.28　Zeiss Visante 眼前段 OCT

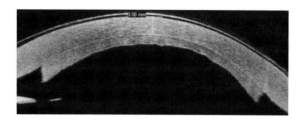

图 1.30　Zeiss Visante OCT 扫描显示 DSEK

界面尤其是角膜内皮界面进行观察的生物显微镜。当入射光束被镜面反射而入射角等于观察角时就可以成像。角膜内皮处屈光指数的改变（角膜基质 $n=1.376$，房水 $n=1.336$）表明，不论是用裂隙灯定性观察还是用角膜内皮镜定量观察，都有足够的从内皮处反射回来的光线用以评估。使用裂隙灯时，将光带和目镜移至中线两旁呈同一角度（常为 $60°$），利用目镜的高放大率在高倍数下进行单眼的观察，移动裂隙灯杆直至能观察到角膜内皮。

角膜内皮镜，如 Topcon SP-3000P（图 1.31）或 Tomey EM-3000（图 1.32），也是利用相似的系统，但是是以计算机控制入射光线和采集图像，可使成像自动化，并且可记录多个图像，内置软件可鉴定个体细胞用以计算和分析细胞的密度和形态（图 1.33）。它还提供图形输出功能及不同时间段的连续测量功能，可用于前后对比。

用以检查组织结构的光线只在有足够光学差异的组织界面有所反射，这些界面有空气–泪液界面、泪液–角膜上皮界面、角膜内皮–房水界面，角膜层间界面（如上皮层与前弹力层、基质层与后弹力层界面）也反射少量光线，但不足以用来分析。

反射图像的质量取决于入射光线的宽度，窄光带将产生反射界面分开而不互相干涉的图像；宽光带将产生模糊的图像，这些图像部分重叠并降低彼此成像质量，以致细胞的清晰度受损。自动化系统已克服这种问题，它使用

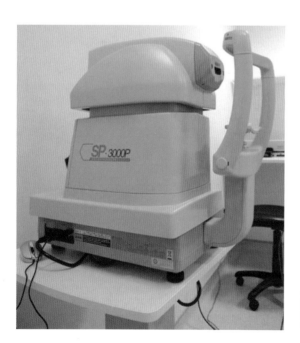

图 1.31　SP-3000P（Topcon）角膜内皮镜

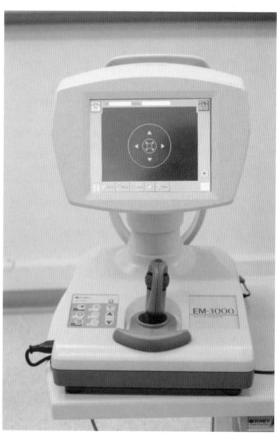

图 1.32　EM-3000（Tomey）角膜内皮镜

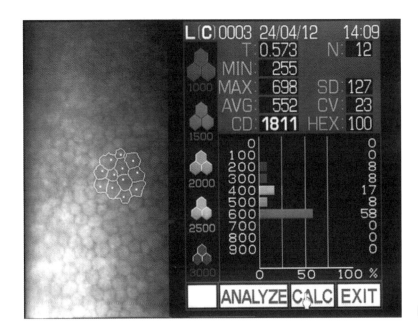

图 1.33　SP-3000P 打印输出资料

一个非常窄的裂隙光束对所需区域进行的扫描取样而不影响图像的质量。显微镜下很浅观察深度意味着仅关注界面聚焦成像。

角膜水肿导致光被明显散射而不能传播，将影响图像质量。前房的碎屑将产生一些反向散射光线到后部的角膜内皮层，使图像的分析变得困难。

年轻的正常受试者内皮细胞密度高（3000~3500/mm²），且形态正常，排列整齐，而年长的正常受试者以及内皮营养不良的受试者，细胞密度低，大小不一，形状多样（多形性和多样性），排列也不规则。Fuchs 角膜内皮营养不良处对应的点滴状萎缩表现非常明显。

（周怀胜　梁康福　译　孔祥斌　校）

第 2 章

眼表及重建手术

2.1 角膜异物的处理

角膜异物会增加角膜感染的风险,所以必须及时清除。了解异物进入时间及异物性质非常有用,病史有助于了解异物属于表层还是穿透性。

被风吹入或掉进眼表的碎片会通过黏蛋白层和上皮细胞的表面张力和黏附力而黏附其上,形成表层角膜异物,无论患者是否戴有保护镜,异物常会导致角膜划伤。飞溅的小金属异物以相对低速撞击眼球然后嵌于眼表,而不会穿透眼球壁,金属异物大部分是高温物体,通常无菌,但可导致眼表组织灼伤。高速飞溅的碎片(例如开凿石头或金属相互碰撞时产生的碎片)更有可能穿透角膜而形成眼内异物,这类损伤在本书范围之外,需要玻璃体视网膜手术来进一步治疗。此外,还需要检查眼睑结膜及穹隆部以排除其他异物的存在。

2.1.1 表层异物

表层异物(图 2.1)可用无菌注射器针头或者低转速毛刷去除,使用棉签常常无效,应避免使用,因为异物通常都会附着紧密,所以错误的做法可能会导致上皮损伤。为了安全起见,对儿童行眼表异物剔除术通常需要在全麻下使用手术显微镜进行,以确保将角膜异物剔除干净。通过临床判断,对于能够与临床医师

取得良好配合的儿童可在门诊局麻下行角膜异物剔除。

剔除角膜表层异物常有两种方法。

2.1.1.1 针头剔除法

患者坐于裂隙灯前并且给予充分表面麻醉, 如使用盐酸丁卡因或者奥布卡因滴眼液,同时将另外一只眼也做表面麻醉,减少眨眼而使眼球固定。直接拿 23G 或 25G 针头,或者将其置于 2mL 注射器前方便操作,如果患者不能坚持睁眼,临床医师可用手拉开眼睑或使用开睑器,根据情况选择合适的放大倍率,指导患者的注视方向便于剔取异物,用针头斜面的边缘从角膜上刮起异物, 如果金属异物存留 24 小时甚至更久就可能形成铁锈,应将其一并刮

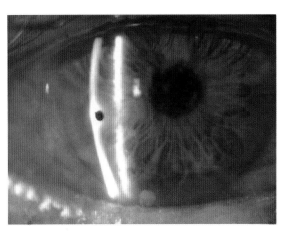

图 2.1 角膜表层金属异物

除干净(图 2.2),可将针头斜面的边缘嵌入铁锈下面进行刮除(或小心使用针尖翘起铁锈),有时可轻松找到一个平面将铁锈和金属异物一同刮起来;如果无法做到,那么残存的铁锈必须用针头斜面边缘将其从角膜表面刮除,通常会在角膜基质留下火山口样创面并自行修复(图 2.3)。所有异物必须清除干净,避免成为感染源,如果第一次手术不能清除干净,应给予患者局部抗生素治疗并告知其 3~4 天内复诊行进一步清创治疗,这可预防感染,且角膜异物在下一次手术时可能会松动而更容易剔除。

2.1.1.2 毛刷剔除法

常用毛刷有内置马达带动一个无菌刷头。准备工作同前,用毛刷去除异物,这种方法对于去除深层异物更有效,尤其是残留有铁锈环的患者。如果患者曾行 LASIK 手术需要小心处理,特别是如果异物在角膜瓣边缘,曾有报道毛刷掀起并破坏角膜瓣的案例,对于曾行角膜移植术的患者亦需要特别注意,避免造成植床与植片分离。当所有异物剔除干净,患者需要遵医嘱使用广谱抗生素及镇痛治疗,使用眼罩或眼保护垫并非必要,如果异物剔除干净,不需要常规复诊。

2.1.2 深层异物

如果异物插入角膜基质中(如芒刺),将很难判断异物深度。利用 2% 荧光素钠做 Seidel 试验有助于明确是否存在房水渗漏,须仔细检查眼前节是否存在与眼内相通的穿孔或者其他相关损伤,有时 CT 扫描可定位或排除眼内异物(金属)。

如果在取出异物后有角膜穿孔则需要缝合或黏合,手术中应使用显微镜进行操作。手术可使用 Tenon 囊下或球周麻醉,将异物按照原来的轨迹取出,由于有感染风险,所以要送微生物培养和分析。根据损伤的性质和治疗需要可佩戴角膜绷带镜,给予局部广谱抗生素及睫状肌麻痹剂治疗,5~7 天后复查。

有任何微小感染迹象都需要做微生物分析并加强局部抗生素使用以避免形成溃疡。如果异物是有机物(例如芒刺或者木头)或被污染,就需要考虑真菌感染的可能并调整相应的治疗方案。

主要的远期并发症是形成的瘢痕组织,如果正好在视轴上可能影响患者视力,治疗角膜瘢痕的方法将在后面的章节中讨论。

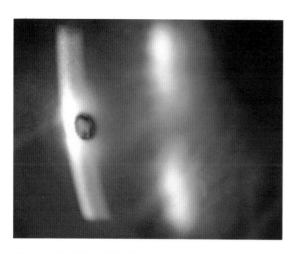

图 2.2 角膜异物剔除术后角膜上残留的锈环 (与图 2.1 为同一名患者)

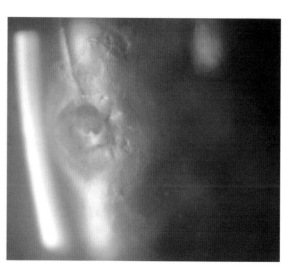

图 2.3 角膜异物剔除术后的角膜和锈环 (与图 2.1 为同一名患者)

2.2 角膜穿孔的处理

2.2.1 黏合

微小角膜穿孔可随诊观察,多数可在24小时内自行愈合,佩戴角膜绷带镜可有助于愈合。

组织黏合剂可成功处理小的角膜穿孔(小于1mm)。常用的两种黏合剂为正丁基–2–氰基丙烯酸酯制剂和以纤维蛋白为基础的黏合剂(如Tisseel)。氰基丙烯酸酯制剂接触液体和空气后促发反应产生作用。涂氰基丙烯酸酯制剂的表面必须保持干燥,因为任何位于黏合剂与组织之间的液体都会妨碍其黏附,且不能将其直接涂于角膜上皮细胞上,因为角膜上皮细胞脱落会导致黏合剂裂开。黏合剂通过产热作用导致组织收缩,使角膜穿孔闭合。最好在手术室于显微镜下使用黏合剂,必要时也可在无菌环境中于裂隙灯下使用。

2.2.1.1 氰基丙烯酸酯

使用表面麻醉(如1%丁卡因),怀疑存在感染时擦除和(或)刮除感染灶,把角膜穿孔周围的上皮和一些组织碎片清除干净,判断穿孔的大小,使用纤维素海绵刷小心地擦干。

涂黏合剂有以下几种方法。

● 用一枚25G的针头插进黏合剂中,针头的斜面上就会蘸取少量黏合剂,然后用针头将少量黏合剂直接涂于角膜穿孔处,马上就可在角膜穿孔周围观察到黏合剂对组织产生的作用,在穿孔处加入少量的黏合剂直至足以治疗角膜穿孔,如果需要更多的黏合剂,针头可能会因为堵塞而必须更换。治疗过程结束后需要佩戴角膜绷带镜(14mm硅水凝胶)和局部应用广谱抗生素(氧氟沙星),嘱患者常规使用抗生素滴眼液并于第二天复诊。

● 使用一个小的穿刺活检环钻(3mm),从干净的贴膜上切下一块无菌塑料圆片,用氯霉素眼膏或者其他凝胶物质将该圆片黏附到海绵棒的头上(图2.4),然后将一小滴黏合剂滴在圆片上,当把黏合剂放置在穿孔角膜上时,黏合剂和它的塑料圆片会黏附在角膜上,从而很容易和海绵刷分开(图2.5)。对于更大的角膜穿孔,可以重复这个步骤,将几个黏合剂/圆片的组合紧贴放置于角膜上。同样当角膜穿孔修复后,为减轻患者不适和减少圆片移位的风险,需要使用角膜绷带镜,并且需要局部使用广谱抗生素滴眼液。

● 黏合剂也可用于加强周边的溃疡或者沟状变薄区,用胰岛素注射器抽取黏合剂并准确地将其涂于角膜变薄区,同样要使用角膜绷带镜及局部应用抗生素滴眼液。

黏合剂会在1周后自然脱落(虽然有时需要更长的时间),通常被其覆盖的组织已经长好,如果仍然未愈合,可以重复进行黏合剂治疗。如果开始就预计患者需要角膜移植术治疗以达到确切的角膜穿孔闭合的疗效,组织黏合剂就能为稳定疾病、治疗感染和等待获取角膜移植材料赢得时间,但任何黏合剂都需要在大约4周后取出,以避免感染和角膜新生血管化。

2.2.1.2 纤维蛋白黏合剂

纤维蛋白黏合剂是从血中提取出的冷凝蛋白制作而成的。提取物分别存储在两支针管中并分开放置,一种成分是预备好的纤维蛋白原,另一种是用于激活纤维蛋白原的凝血酶溶液。将两支针管内的溶液同时滴于病变组织,当两者混合后,纤维蛋白原被激活为纤维蛋白形成栓塞,这能有效封闭小的角膜穿孔,但比氰基丙烯酸酯医用黏合剂融解得更快。

2.2.2 缝合

大于1~2mm的角膜穿孔需要进行一针或更多针的缝合进行闭合(图2.6)。虹膜脱出可暂时性地堵塞角膜伤口,但在缝合前需要进行虹膜复位(图2.7)。线状(如锐器损伤后)角膜穿孔比圆形角膜穿孔(如大的溃疡穿孔)更可

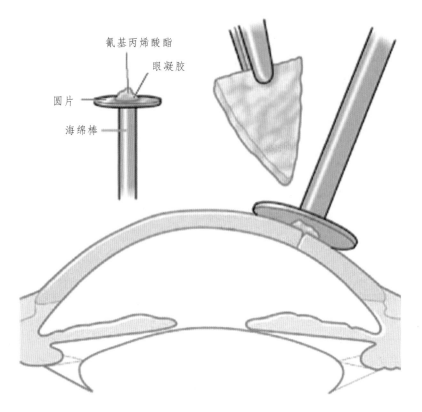

氰基丙烯酸酯
眼凝胶
圆片
海绵棒

图 2.4 角膜黏合示意图

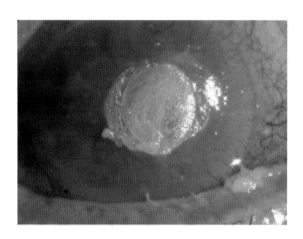

图 2.5 塑料圆片黏合的角膜

能获得到良好的治疗效果,因为缝合闭合圆形的角膜穿孔会导致组织张力过大和出现皱褶。通常使用 10/0 尼龙缝线间断缝合,尽可能避免在视轴处进行缝合。穿孔大于 3mm 者(图 2.8 和图 2.9)应该在全身麻醉下进行缝合(有暴发性脉络膜出血的风险)。如果存在虹膜脱离或虹膜根部离断可同时进行修复治疗(图 2.10 和图 2.11)。严重的眼外伤,如由炸弹爆炸所致的外伤,有多个较大角膜穿孔及虹膜、玻璃体脱出等伤者需要考虑眼球摘除治疗(图 2.12)。

2.2.3 角膜移植

如果是角膜穿孔过大而不能行组织黏合剂治疗或使用黏合剂治疗不理想时,可考虑行全层或板层的角膜移植术治疗。在行角膜移植术前,需要采取一切治疗方法以减轻炎症反应(角膜融解的患者需要全身使用类固醇治疗)及感染,虽然在急诊角膜移植术时这些治疗手段可能不起作用。角膜移植术可修复部分周边角膜或角巩缘病变,从而避免累及视轴处角膜,大的角膜穿孔修复后可能会导致跨越视轴处的角膜瘢痕,在这种情况下,角膜移植术需要使用包括视轴在内的更大面积的角膜组织。手术后需要严密观察是否出现植片融解、感染或排斥反应。

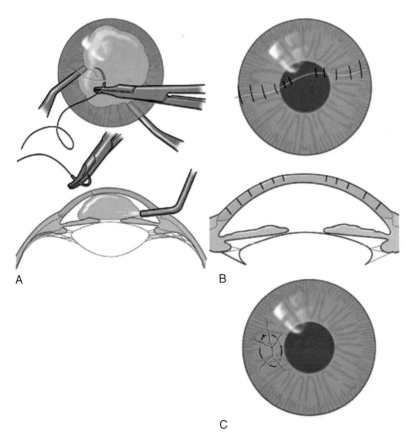

图 2.6　外伤性角膜穿孔的缝合示意图。(A)用黏弹剂形成前房；(B)合适的缝合长度和深度，避开视轴；(C)星状伤口的缝合技巧

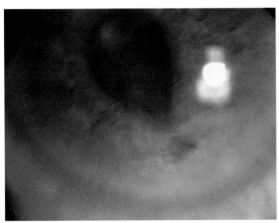

图 2.7　伴有虹膜脱出或堵塞的角膜穿孔

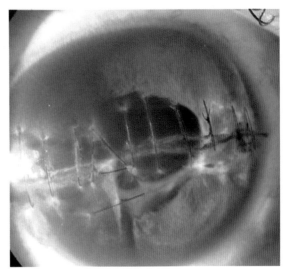

图 2.8　角膜穿透伤行间断缝合术后 3 个月

2.3　翼状胬肉

翼状胬肉是一种呈三角形或翅膀状、由结膜和结膜下纤维血管组织增生跨越角膜缘并长入角膜的病变（图 2.13）。在赤道附近的国家更常见，尤其是在纬度为 0°~30°之间的国家，

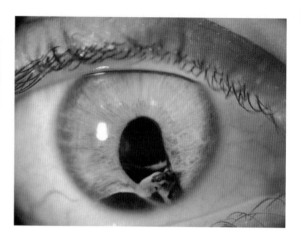

图 2.9　角膜间断缝合术后 2 周,视力 6/24　　　图 2.11　陈旧性外伤性虹膜缺损

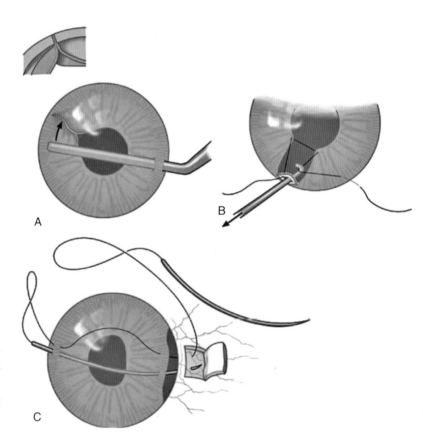

图 2.10　虹膜重建和虹膜根部离断修复示意图。(A)将脱出虹膜从角膜伤口处分离;(B)McCannel 法缝合修复虹膜缺损;(C)修复虹膜根部离断

与长期暴露于太阳光下有关,尤其是阳光中的 UVB 射线,发病率介于 0.3%~29%。主诉有外观改变(最常见)、眼表不适和视力下降。视力下降主要是散光(顺规性)导致的,极少数直接遮挡视轴。有任何上述症状的患者都可手术治疗,其中散光和视力下降最容易解决,即使手术是成功的,很多患者术后仍然有眼表不适的症状(图 2.14 和图 2.15)。

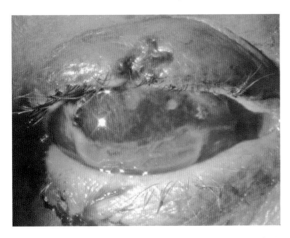

图 2.12 2008 年中东战争中被炸弹炸伤的严重眼球破裂伤

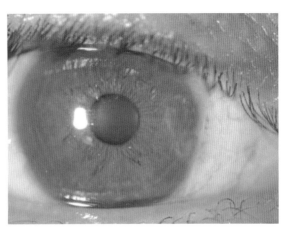

图 2.14 自体结膜瓣移植术治疗翼状胬肉术后 2 个月（与图 2.13 为同一个患者；正面观）

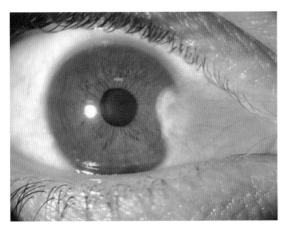

图 2.13 中等大小的翼状胬肉

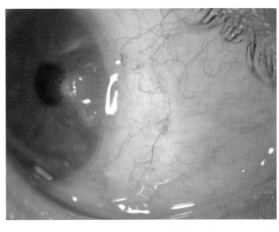

图 2.15 自体结膜瓣移植术治疗翼状胬肉术后 2 个月（与图 2.13 为同一个患者；移植片）

2.3.1 手术切除

手术是在 Tenon 囊、球周麻醉或全身麻醉下进行的，为防止视网膜光毒性损伤，可在角膜上放置紧密贴合的角膜接触镜或海绵，用 7/0 丝线穿过上方角膜方便控制眼球位置。

2.3.1.1 剥离技术（用于初期的翼状胬肉）

在角膜缘处剪开分离胬肉的头部和体部，用镊子夹住胬肉的头部，自角膜缘向角膜中央沿切线方向用力将其撕下（图 2.16），病变组织通常会很干净地自角膜表面分离开，但仍可能需要继续将角膜表面残留的少量组织清除干净，在胬肉下方向周围进行钝性分离，剪除所有病变组织直至暴露巩膜。胬肉通常与正常结膜组织有很大的区别，而且界限很明显（保留尽可能多的正常结膜组织），用自体结膜瓣移植并覆盖于手术所造成的结膜缺损处（见下文）。

2.3.1.2 板层分离技术

用弯刀片将胬肉头自角膜上分离出来（图 2.16），分离的正确层面很难确定，注意不能分

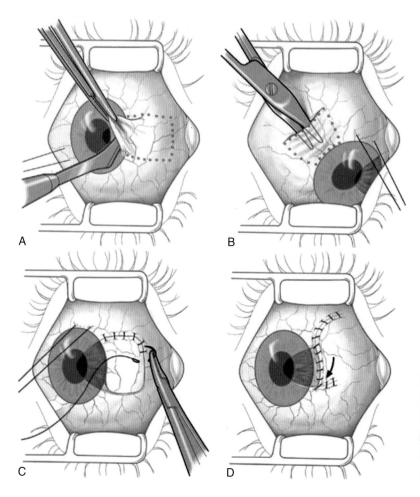

图 2.16　翼状胬肉切除联合自体结膜瓣移植术示意图。(A)切除翼状胬肉；(B)制备自体结膜瓣；(C)固定游离的自体结膜瓣；(D)可选用转位结膜瓣遮盖暴露的巩膜

得太深，当胬肉头部被分离开以后就可以用剪刀自体部剪断并将其从正常组织分界处剪除，这种方法很容易导致术后散光，尤其是当胬肉已经侵犯至靠近视轴时。

2.3.1.3　自体结膜瓣移植术

切除小的翼状胬肉后，通常可直接将结膜缝合起来，结膜大面积缺损就一定要另取结膜组织覆盖，自体结膜瓣移植术是最符合生理学的治疗方式，可从颞上方取一块游离的结膜瓣。用规尺对暴露面积最大尺寸进行二维测量，用墨水在取瓣的位置上标记出比测量面积稍大一点的结膜瓣，结膜移植瓣太小会使其张力过大，导致移植瓣可能开裂，或者拉紧泪阜处而使眼球外转受限。

大部分提供结膜的部位是健康的正常组织，所以可用 Westcott 剪刀直接分离结膜组织和 Tenon 囊。有的手术者倾向于用 25G 针头在结膜下注射 1% 利多卡因与肾上腺素混合剂形成结膜下泡状隆起，水泡会扩大并且弥散至整个标记的区域，将结膜组织与 Tenon 囊分离开，用 Westcott 剪伸入组织并剪开两层结构而避免水泡扩散开导致附近组织分离，整个区域在植片边界剪开前都被分离开，沿着植片的边界剪下来并将其滑向鼻侧巩膜暴露区。注意植片的正反面，应该对植片的正反面做标记以免将其反面朝上放置。我们常在植片的一个角上用墨水做一标记，但也可用缝线标记。另外，植片的角膜缘侧应该对着巩膜暴露区的角膜缘侧（角膜缘干细胞可促进角膜损伤的愈合），使用

8/0、9/0 或 10/0 vicryl 线将植片的边角进行缝合，并同时将其固定于巩膜上，通常只对角膜缘侧行固定，或可用纤维素黏合剂将植片的边缘固定，并且佩戴一大角膜接触镜（18~20mm），使患者感到舒适并起到保护作用。

自体结膜瓣移植术（7.9%，统计数据）与单纯切除（37%，Youngson）相比，降低翼状胬肉的复发率并且避免使用丝裂霉素，羊膜也可用来替代自体结膜瓣，但也有较高的复发率。

2.3.1.4　后续治疗方案

手术后使用不含防腐剂的 0.1% 地塞米松（6 次/天）和氯霉素（4 次/天）滴眼液（表 2.1）；可口服双氯芬酸钠 50mg，3 次/天，或者对乙酰氨基酚 500mg，4 次/天，用于减轻疼痛；分别于术后 1 天、1 周、1 个月及 3 个月复诊。

2.3.1.5　并发症

移植片出现小孔，用 10/0 vicryl 线对小孔进行缝合并未证实有益。有的手术者认为植片有小孔并不有害，甚至有时如果植片太小不适

表 2.1　翼状胬肉切除术后的复诊计划和治疗

复诊时间	处方	检查
手术前		照相
手术当天	地塞米松滴眼液，每天 6 次，用 4 周 口服对乙酰氨基酚片 500mg，每天 4 次，用 1 周	
术后 1~2 天（可选择）		位置是否正常
术后 1 周		取出角膜接触镜
术后 1 个月	地塞米松滴眼液，每天 3 次，用 1 周 地塞米松滴眼液，每天 2 次，用 1 周 地塞米松滴眼液，每天 1 次，用 1 周	眼压（使用类固醇时）
术后 3~6 个月	无	照相

于暴露的巩膜面积时故意使用剪刀在植片上制造网孔，取得很好的治疗效果；其他术中并发症包括有植片反转、眼球穿孔、出血和内直肌损伤；术后并发症包括有化脓性肉芽肿、术后散光（极少）、植片裂开、眼表不适、角膜创面凹陷和持续性角膜上皮缺损；晚期并发症包括有胬肉复发、植片皱缩及瘢痕组织牵拉导致眼球外展运动受限。

2.3.2　抗代谢药物

丝裂霉素 C（MMC）作为手术的辅助治疗或作为结膜瓣移植术的替代治疗，大大降低了翼状胬肉的复发率。在术中用棉球蘸取浓度为 0.01%~0.04% 的 MMC 溶液并将其放置于翼状胬肉切除术后的巩膜处，常用的做法是 0.02% MMC 放置 3 分钟后用大量清水冲洗，还可选择在术后使用 0.02% MMC 滴眼液，每天 4 次，连续使用 10 天。MMC 与罕见的晚期并发症有关，如角膜缘干细胞缺乏、青光眼、虹膜炎、角膜水肿、巩膜坏死、感染性巩膜炎、眼球穿孔和眼内炎。MMC 常用于进展期翼状胬肉或复发性翼状胬肉。

2.4　光学治疗性角膜切削术

光学治疗性角膜切削术（PTK）是一种用准分子激光切削角膜组织的表层从而治疗角膜上皮及浅层角膜基质病变的手术方式。这种治疗方式最适用于局限于角膜基质层前 10%~20% 的病变。

2.4.1　适应证和禁忌证

2.4.1.1　适应证

- 外伤后的复发性角膜糜烂。
- 影响视力的角膜上皮和前弹力层营养不良（如复发性角膜上皮糜烂，地图–点状–指纹状角膜营养不良）。
- 表层角膜瘢痕和带状角膜变性（图 2.17），成人春季斑。

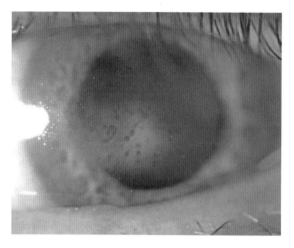

图 2.17   角膜带状变性

• 前基质层营养不良 [如 Reis-Bücklers 角膜营养不良、Thiel-Behnke(蜂巢状)角膜营养不良、颗粒状 I 型角膜营养不良]。

2.4.1.2   禁忌证

• 深基质瘢痕、致密角膜带状病变;
• 明显角膜变薄;
• 神经麻痹性角膜炎,兔眼;
• 严重干燥性角结膜炎;
• 严重睑缘炎;
• 任何角膜感染性疾病。

2.4.2   方法

进行表面麻醉(如丁卡因)和使用聚维酮碘消毒,完成眼部手术铺巾并放置好开睑器,患者仰卧位于准分子激光仪旁,用棉签去除角膜上皮,如果有不易清除的区域可使用弯刀片刮除干净,如激光仪配有裂隙灯,可用于检查是否有小片角膜上皮存留,必须将角膜上皮清除干净,有的术者偏爱于用准分子激光去除角膜上皮(Trans-PTK:深度为 50μm)。

用激光在角膜瞳孔区中央切削出尽量大(通常是 6.5~8mm)、厚薄均匀的角膜瓣,切除深度(表 2.2)取决于患者的病变情况;如对于复发性角膜溃疡,切除约 10μm 的角膜就足够

了。如果角膜表面有显著的凹凸不平,可用保护剂(如 0.5% 羧甲基纤维素钠)填平"沟壑"暴露"山峰"并且将其切除,其目的是在尽量清除瘢痕组织的同时, 尽可能减少组织损失 (图 2.18);对局限性或隆起的病灶,可改为人工控制激光束进行切除。手术结束时,用不含防腐剂的氯霉素滴眼液并佩戴角膜绷带镜。

告知患者的内容应该包括:

• 手术过程中会听到噪声并且有异味;
• 看东西数小时后会有轻度疼痛感;
• 患者应该使用太阳镜(术后畏光);
• PTK 可以导致远视性屈光改变或者不规则散光;
• 有可能复发和产生瘢痕。

2.4.3   术后治疗

常规的术后治疗包括有局部应用抗生素

表 2.2   PTK 角膜切削深度

角膜病变	切削深度(去除角膜上皮后)
复发性角膜溃疡	6~10μm
带状角膜变性	25μm
角膜营养不良	25~50μm
Trans-PTK	上述深度增加 50μm

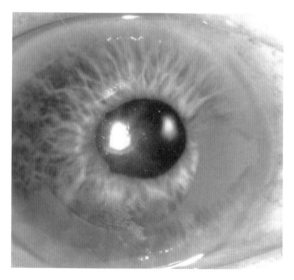

图 2.18   角膜带状变性患者 PTK 术后 1 周

滴眼液(如氯霉素,每天 4 次)、皮质类固醇滴眼液(如地塞米松,每天 4 次)和抗炎滴眼液(双氯芬酸钠,每天 3 次),全部使用 1~2 周。还可加用润滑滴眼液(如羟丙甲纤维素,每天 4 次)和散瞳药(如环戊通,每天 2 次)。患者应在 2 天后复诊,观察是否有感染迹象,然后 1~2 周后再次复诊。角膜上皮重新长出后可取出角膜接触镜;术后 4 周行角膜地形图及角膜曲率检查;复发性角膜营养不良可重复使用 PTK 治疗。

2.4.4　并发症

- 无效,尤其是复发性角膜糜烂。
- 远视漂移是削平中央角膜后常导致的结果,尤其在角膜切削过深[经验法则:$15\mu m=1D$(屈光度)];如果角膜切削偏心或保护剂使用不充分,可加重不规则散光。
- 疼痛,应常规止痛治疗。
- 角膜上皮愈合延迟将导致感染风险增加:使用角膜绷带镜和频点润滑剂滴眼液可帮助角膜上皮重新形成,严重干眼患者可考虑使用泪小点栓塞治疗。
- 角膜切削过程中刺激角膜神经丛可能导致单纯疱疹病毒性角膜炎(HSK)复发,曾经发作过 HSK 的患者应该避免使用该方法进行治疗。如果一定需要行 PTK 治疗,应该在术前及术后使用阿昔洛韦作为预防性用药(口服 400mg,每天 3 次)。
- 角膜上皮下雾状混浊和角膜瘢痕:角膜切削术后触发的愈合反应包括有基质重塑和角膜上皮再生。基质重塑包括激活角膜细胞和未成熟胶原蛋白基质产生,后者可能会形成光散射而导致雾状混浊,切削术后使用丝裂霉素 C 可减少这种并发症的发生,但是这可能因为减少交联黏附复合物的产生而导致新生角膜上皮细胞的黏附功能受到损伤。
- 角膜膨隆:虽然通常只会去除少量组织,但是如果这个治疗过程重复多次就会减弱角膜结构完整性,如果病变已经影响到角膜生物

力学结构时,治疗就必须谨慎。

2.5　表层角膜切除术

2.5.1　适应证

致密的角膜带状变性或角膜白斑(图 2.19)有时可见于慢性眼部疾病(如角结膜干燥症、春季角结膜炎、葡萄膜炎),由于病变致密,准分子激光无法去除,需要采用人工手术治疗。

2.5.2　方法

采用 Tenon 囊下麻醉或表面麻醉,用弯刀或月形刀刮除病变角膜处的角膜上皮,并找到混浊与透明角膜基质之间的层面,剥离并提起边缘,尽可能从角膜表面剥离混浊病灶,角膜血管化时会有少量出血,当所有病变角膜被剥离后,使用角膜绷带镜,局部应用抗生素滴眼液(如氯霉素,每天 4 次)和皮质类固醇(如地塞米松,每天 4 次),1 周后复诊(图 2.20)。

2.5.3　并发症

并发症包括感染、复发、角膜穿孔(术前评估角膜厚度)和不规则散光。

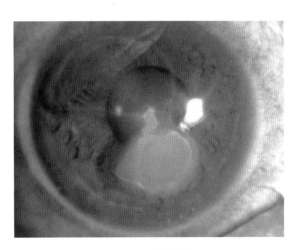

图 2.19　角膜白斑

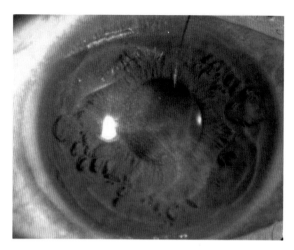

图 2.20　角膜白斑切削术后 1 周（与图 2.19 为同一个患者）

2.6　结膜瓣

很多情况下，可通过在角膜某个区域覆盖上结膜瓣来保护角膜表面。最初结膜瓣是充满血管、不透明，但随着时间推移，结膜瓣会变薄、透明度增加。在手术之前需要告知患者该术式可能影响美观。

2.6.1　适应证和禁忌证

表 2.3 总结结膜瓣手术的适应证和禁忌证。

2.6.2　方法

目前主要有两种制作结膜瓣的方法：Gundersen 结膜瓣（图 2.21）和带蒂结膜瓣。

2.6.2.1　Gundersen 结膜瓣

● 用结膜来永久地覆盖角膜表面。结膜瓣随时间变薄、透明度增加，但多不能获得有用的视力，术后外观多能被接受，并可提高舒适度。

● 表面麻醉、Tenon 囊下麻醉或球周麻醉，上方球结膜更适合于制作结膜瓣，如果上方结膜已有瘢痕形成而无法制作结膜瓣时，可取下穹隆部结膜，其缺点是可利用的结膜组织较少。

● 上方角膜缘做一牵引缝线，牵拉眼球向下以暴露出上方结膜。注射含肾上腺素的 1% 利多卡因将结膜与 Tenon 囊分离，用剪刀将结膜从其下的 Tenon 层完全分离并将其剪下，要充分地分离结膜旁边组织，使结膜能自由移动、不被牵拉。注意不要造成结膜穿孔，小的结膜穿孔可用 10/0 vicryl 线进行荷包缝合修补。在结膜后方适当的距离处做一个半圆形、平行于角膜缘切开，做 360° 球结膜环状切开，去除角膜上皮，将结膜下滑至角膜表面，然后用 10/0 尼龙线或 vicryl 线固定、缝合（图2.22）。制作一个完整的 Gundersen 结膜瓣时，角膜缘干细胞会丢失。手术结束时可使用角膜接触镜。

● 部分 Gundersen 结膜瓣，如用于治疗局部的持续性角膜上皮缺损，可剥除结膜瓣，进行穿透性角膜移植术。

表 2.3　结膜瓣手术的适应证和禁忌证

适应证	禁忌证
覆盖不能愈合的无菌性角膜溃疡或视力预后十分有限的持续性角膜上皮缺损	活动性感染（有时缺乏有效治疗方法时，结膜瓣可用来治疗不能控制的感染，如真菌性角膜溃疡）
无供体角膜或角膜保存失败时，用于治疗无视力或视力差、疼痛明显的大泡性角膜病变	角膜穿孔（除非联合角膜移植术）
已失明的患眼准备植入美容性义眼座时，用于保护眼表	

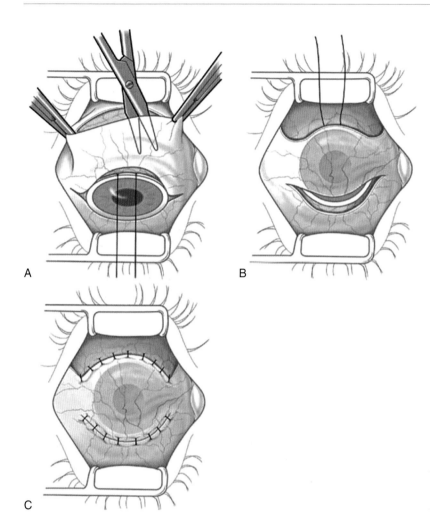

A

B

C

图 2.21　Gundersen 结膜瓣示意图。(A)360°球结膜环状切开,上方结膜松解、切开;(B)结膜瓣向下滑行覆盖角膜;(C)用10/0 尼龙线或 vicryl 线缝合结膜瓣

2.6.2.2　带蒂结膜瓣

● 用于遮盖小的角膜上皮缺损、角膜穿孔,或即将发生的角膜穿孔(感染已控制)。

● 优点:可避开视轴,保留视功能;Tenon囊与结膜同时取下,制作更厚的结膜瓣;可保持周边角膜的无血管状态,有益于之后的 PKP手术。

● 需要覆盖的角膜大小决定带蒂结膜瓣大小。

● 在上穹隆部制作带蒂结膜瓣,最好含有一根主要血管,松解并游离一端。从病灶处边缘开始刮除角膜上皮,将结膜瓣转位并覆盖角膜上皮缺损处,用 10/0 尼龙线缝合,上方的供体部位用 10/0 vicryl 线缝合, 术后给予局部的润滑滴眼液和广谱抗生素滴眼液。

2.7　羊膜移植术(AMT)

羊膜(AM)是胎膜的内层,取自 HIV、肝炎和梅毒检测阴性的健康供体(一个胎盘可制作多达 30 个移植片)。用钝性分离法将羊膜和绒毛膜分离开;羊膜由单层上皮层、厚的基底膜和无血管的基质层组成。羊膜在眼表修复手术中发挥重要作用,是因其具有多个优点:无菌、无免疫原性,富含各种生长因子,具有轻微的抗感染及抗细菌作用。

新鲜或冻干羊膜都可以使用, 制备时可

保留或不保留上皮。新鲜或保存羊膜在眼表移植中都可起到相似的效果。羊膜基质面富有光泽，稍有黏性（玻璃体样，能用棉签粘起），移植术时与被移植病变处接触（即上皮面朝上）。新鲜羊膜制备时是上皮面朝上放置在纸片上，所以移植时只需简单地从纸片上剥离至受体处。

羊膜含有活性细胞，但更能促进角膜缘干细胞的活性，因此对于严重角膜缘缺血或角膜缘干细胞完全缺失病例，仅做羊膜移植术是不够的。

依据法律，在获取供体组织时和6个月后都必须对母体供体进行血清学检测，双重检测可将疾病传播的风险降至最低。

2.7.1 适应证

● 促进轻度的角膜缘干细胞缺乏（图2.23）或持续性上皮缺损患者的上皮再生。

● 化学伤后促进上皮再生、减少瘢痕形成（尤其是碱烧伤）。

● 减轻角膜手术后的疼痛和促进上皮再生，尤其是表层角膜切除术和复发性翼状胬肉。

2.7.2 方法

羊膜可作为上皮的基质，让上皮在其表面生长（移植法），也可让上皮在其下生长，为上皮提供生理学上的保护（覆盖法）。该技术如图2.24所示。

2.7.2.1 移植法（移植技术）

移植法适用于基质缺失病例，如角膜融解或深层溃疡。松弛的角膜上皮须清除，用月牙刀在创面边缘做浅层隧道，覆盖的羊膜须超过缺损区域边缘1~2mm，羊膜边缘塞入浅层隧道内，用10/0 vicryl线进行缝合。缝线首先穿过羊膜，然后进入浅层隧道，随后从角膜表面穿出，打结时，缝线必须旋转到同一方向，以便将羊膜拉紧、固定浅层隧道内，而不是将它退出来。缝线的张力必须能使羊膜紧密、平坦地位于缺损角膜的底部，缝线不能太紧以免撕裂羊膜；术后眼表放置绷带式角膜接触镜，给予局部抗生素、润滑滴眼液。羊膜移植法中羊膜被新生的角膜上皮覆盖，导致在数个月内角膜透明度降低，直至羊膜吸收。

2.7.2.2 覆盖法（补丁技术）

羊膜覆盖法中羊膜实际上是一个生物的角膜接触镜。确定角膜和（或）结膜需要覆盖的面积，选用足够大的羊膜来完全覆盖这些区域，有可能多需要一片羊膜。将羊膜放至受体

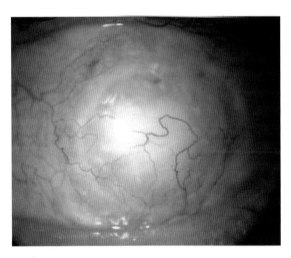

图2.22 Gundersen结膜瓣术后6个月

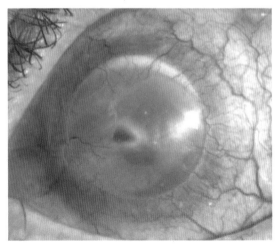

图2.23 角膜缘干细胞缺乏时角膜新生血管化

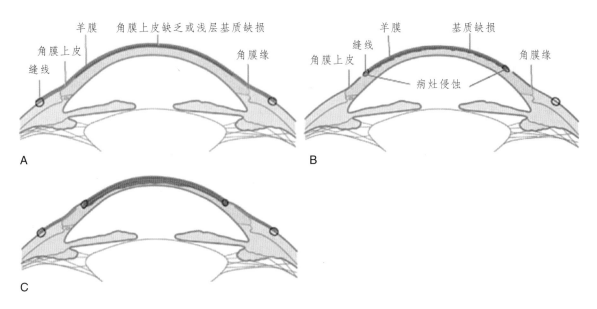

图 2.24 羊膜移植术示意图。(A)覆盖法覆盖角膜和角膜缘；AMT 作为生物学保护层。(B)移植法：AMT 作用类似于基底层，促进角膜上皮再生。(C)数层羊膜填充深基质缺损内(缝合固定)，并在表面覆盖羊膜

角膜的表面,用 10/0 vicryl 线间断缝合结合连续缝合于角膜缘。缝合时缝线必须过巩膜外层,而不是将羊膜固定于结膜。如结膜大面积破坏,如化学伤,羊膜须缝合至穹隆部以防发生睑球粘连。用双针 6/0 聚乙烯缝线将羊膜固定在穹隆部的深部,再从眼睑皮肤穿出,表面加垫板起保护作用。眼睑缘的羊膜用 10/0 尼龙线连续缝合在睫毛根部,术后眼表放置绷带式角膜接触镜,给予局部抗生素、润滑滴眼液。因为羊膜不透明,视物会变得模糊,当羊膜下的角膜上皮愈合后,10~14 天时拆除尼龙缝线,将羊膜取出。有些手术医生更倾向使用多层羊膜。

2.7.2.3 填充法

填充法需要用修整过的、小片状的羊膜(多层)填充深层角膜溃疡,最后再用羊膜覆盖其上(覆盖技术)。

2.8 睑缘缝合术

完全或部分闭合眼睑可为眼表提供保护

作用,并可促进角膜上皮缺损的愈合(神经营养性角膜炎)。对于有可能出现持续性兔眼的患者(如术后面神经损伤),闭合眼睑可预防暴露性角膜炎。

2.8.1 暂时性睑缘缝合术

暂时性睑缘缝合术通常选取睑裂的外侧(图 2.25),也可位于眼睑中央或均匀地分布(或几种方式联合,图 2.26)。暂时性睑缘缝合可帮助医生决定是否需要进行永久性睑缘缝合术,也可帮助患者在美容和功能上进行适应。

2.8.1.1 方法

● 用含肾上腺素的 1% 或 2% 利多卡因进行眼睑浸润麻醉,从蝶形静脉穿刺,硅胶管上剪下长 3~4mm 作为垫板。

● 用带双针的 4/0 或 5/0 聚丙烯缝线,一个针头从睑板颞侧 1/3 处的上缘的眼睑皮肤进入,向下穿过睑板,从灰线处穿出,随后按相反的顺序在下睑进行操作（即灰线→睑板→皮肤),另一针头穿过 3~4mm 长的垫板硅胶管后

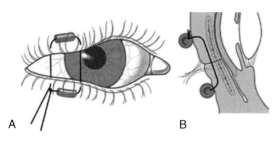

图 2.25　颞侧暂时性睑缘缝合术示意图。(A)外侧暂时性睑缘缝合(拉紧缝线前)；(B)睑缘缝合术(矢状面)

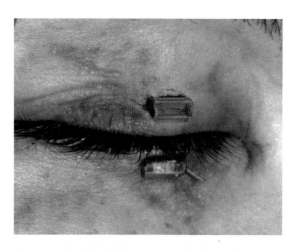

图 2.26　暂时性睑缘缝合术(术后早期；图片由 Brain Leatherbarrow 提供)

平行于第一针穿过眼睑，两针大约相距 5mm，必须注意不要损伤眼球壁。

- 缝线穿过睑板才有足够的抗张能力，如果只是穿过皮肤，很有可能会切开皮肤。
- 两个针头穿过第二个硅胶垫板后打结，它们的末端才不会刺进眼睑皮肤或摩擦到角膜。
- 缝线的张力必须使睑缘能牢固地对合在一起。
- 第二个缝合紧邻第一个缝合可以加固眼睑闭合。
- 须留有一个小的睑裂缝隙以便滴眼药和角膜检查(打一个滑结方便进行角膜检查)。

2.8.2　永久性睑缘缝合术

对于眼表需要长期保护的患者，如眼睑闭合功能没有希望恢复的患者，可考虑进行永久性睑缘缝合术。

2.8.2.1　方法

- 用含肾上腺素的 1% 或 2% 利多卡因进行眼睑浸润麻醉。
- 分离睑板的前部和后部(上方和下方眼睑)。
- 由于需要达到永久性闭合，用 15 号刀片将后部睑缘切除，但睫毛根部须保留下来。
- 用 6/0 vicryl 线缝合暴露的睑板边缘，线结须远离眼表。
- 前部眼睑用 6/0 聚丙烯缝线缝合于硅胶垫板上。
- 手术后涂氯霉素眼膏，每天 4 次至术后 1 周，1 周后使用润滑滴眼液，当睑缘愈合后(通常为 2 周)，拆除硅胶垫板。
- 为了起到更好的闭合作用，可在上睑睑板制作一个游离的"舌"状皮瓣，然后在下睑睑板制作一个相对应的"槽"，再将两者缝合起来，这种方法效果更好。

2.8.3　睑缘缝合拆除

可将永久性睑缘缝合拆除，但不要破坏眼睑后的眼球组织。局部浸润麻醉后，在眼球表面和眼睑之间放置一个小眼睑垫板，以便在用剪刀或 15 号刀片分开眼睑时起到保护作用，分开后应用针尖烧灼法进行止血。必须告知患者术后可能有睑缘不对称和需要再次行睑缘缝合。

2.8.4　其他治疗方法

2.8.4.1　黏合

对于不适合手术治疗的患者(非常年老或

处于未控制的抗凝状态），可用氰基丙烯酸酯（CYA）胶将上睑睫毛与下睑皮肤黏合形成暂时性的睑缘闭合，注意不要将胶体涂至眼表或穹隆部，以防胶体凝固变硬时造成损伤，7~10天时上下睑自发分离。

2.8.4.2　肉毒杆菌毒素注射

在提上睑肌处注射肉毒杆菌毒素 A（Botox™ 5~10U）可使眼睑闭合，并且完全不影响对角膜进行检查，药物在注射后 5 天左右开始起效，作用持续 8~12 周。注射时须通过上眼睑的皮纹注入腱膜前的脂肪垫内。注射引起的并发症包括眼球穿孔和上睑下垂恢复后持续性下斜视导致的复视。肉毒杆菌毒素禁止使用于有神经肌肉疾病的患者，如重症肌无力。

2.9　泪道栓塞

泪小点栓塞可增加泪液，增强眼表局部药物的效果，促进愈合。可行暂时性或永久性栓塞。是否栓塞下泪小点（70% 的泪液排泄）、上泪小点或两者同时栓塞，取决于需要减少的泪液排泄量。

2.9.1　暂时性泪道栓塞

多种类型的泪道栓子可供选择。

● 插入泪小管的纤维素圆柱形泪道栓子具有良好的耐受性，但容易脱落，当插入泪小管之后，很难判断栓子是否在位或已经移位。

● 硅胶栓子放入泪小点后可自动塑形适应泪道形态，其表面凸起可防止栓子滑出或滑落；栓子有各种大小（0.4~0.8mm），因此可用测量仪来帮助选择；栓子须紧紧地放置在泪小点处。患者有时候会有异物感，如果栓子植入不正确时，可损伤角膜或引起肉眼肿；用无齿镊可在裂隙灯下轻松取出栓子。

2.9.2　永久性泪道栓塞

烧灼泪小点可获得永久性泪道闭塞，但实施前须进行临时性栓塞试验，确定患者能很好地耐受，并且不会出现无法忍受的溢泪现象。方法：泪小点旁眼睑皮肤进行局部浸润麻醉，在手术显微镜下，用烧灼器插入泪小点，引起组织变形进而泪道闭锁（形成瘢痕）。

2.10　角膜缘干细胞移植术

干细胞是一种分化不成熟的细胞，它具有分化成全身不同类型细胞的潜能。成人干细胞（也存在于儿童体内）是一种位于已经发育完全的组织内的干细胞，起着类似修复系统的作用，可提供新生的专门分化的细胞来取代死亡的细胞。

角膜上皮干细胞被证实位于角膜缘的上皮层，而结膜的穹隆区域被认为是结膜上皮干细胞所在的主要部位，然而角膜缘干细胞的特定分化的细胞标记物并没有明确分离出来。角膜表面结膜化、新生血管化，持续性或复发性角膜上皮缺损，都是角膜缘干细胞缺乏的主要表现。

角膜缘干细胞缺乏是导致角膜透明性降低的主要原因之一。在化学伤后导致包括角膜缘在内的眼表破坏时，角膜缘干细胞移植术是唯一有效的治疗方法。角膜缘干细胞移植术的适应证还包括眼表疾病和外伤、眼表类天疱疮和 Stevens-Johnson 综合征。

对于单侧需要角膜缘干细胞移植的患者，手术医生可从患者对侧健眼获取角膜缘干细胞（自体移植）；如果是双眼均患病的患者，则可从活着的亲戚或尸体的健眼获取角膜缘干细胞（异体移植）（图 2.27）。

移植术后的患者需使用局部抗生素、局部皮质类固醇和口服皮质类固醇。对于异体移植的患者，术后还需口服免疫抑制剂。

2.11　角膜胶原交联

角膜胶原交联可提高角膜的韧性，其原理

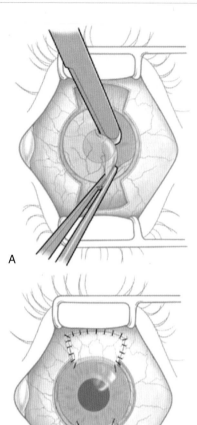

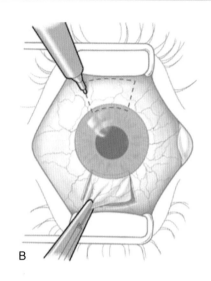

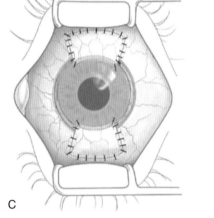

图 2.27 角膜缘干细胞移植术 (SCT)示意图。(A)清除角膜血管翳(受体眼);(B)获取供体角膜缘干细胞组织(供体眼);(C)供体组织缝合于受体眼

是在胶原纤维束间产生额外的交联,从而增加组织的韧性。角膜胶原交联已被用于圆锥角膜、透明边缘角膜变性和大泡性角膜病变的治疗,也可作为角膜感染和角膜融解的辅助治疗方法,其主要目的是阻止疾病的进展,有时也可提高视力。

角膜胶原交联技术依赖于一种光敏物质(维生素 B_2)和紫外线两者的结合,增加胶原纤维之间和内部的共价键,它也可增加胶原对酶破坏作用的抵抗力。

去除角膜上皮后滴维生素 B_2 滴眼液,当维生素 B_2 充分渗透进角膜后,用紫外线照射角膜激发维生素 B_2,引起胶原交联,角膜基质内饱和的维生素 B_2 吸收紫外线能量后可产生自由

基,同时作为一层屏蔽膜保护角膜深层的组织(例如防止损伤角膜内皮)。

2.11.1 适应证和禁忌证

适应证包括:

● 角膜结构完整性受到威胁,即有证据表明角膜进行性扩张(如圆锥角膜、屈光手术后);

● 大泡性角膜病变患者,增强表层的张力并减少大泡的形成;

● 角膜胶原交联因其治疗过程能杀死细菌和真菌,也可用于治疗耐药性的感染性角膜炎。

禁忌证包括单纯疱疹病毒性角膜炎病史、

怀孕、活动性感染和自身免疫性疾病。

2.11.2　方法

　　表面麻醉后刮除角膜上皮,0.1%维生素 B_2 滴眼液加入 20%右旋糖酐溶液,15 分钟内每 3 分钟点眼一次,确保(药物)足够穿透入角膜,可通过裂隙灯观察到前房内维生素 B_2 来判断。紫外线以 $3mW/cm^2$ 照射 30 分钟,照射期间每 2 分钟点维生素 B_2 滴眼液(图 2.28),术后患者佩戴治疗性角膜接触镜,并使用局部抗生素和润滑滴眼液,角膜接触镜 1 个月后摘除,滴眼液逐渐减量至 6 周。

　　不刮除角膜上皮时,角膜胶原交联也可以实施,但效果会减弱。局部麻醉药物或其他药物(如苯扎氯铵)可影响角膜上皮细胞间的紧密连接,而紧密连接通常在药物渗透时起着屏障作用,通过这种方法减弱角膜上皮的屏障可允许维生素 B_2 的渗透,但效果较差。

　　KXL 系统(Avedro)可加速角膜胶原交联,通过提高紫外线的能量($30mW/cm^2$)、减少曝光时间(3 分钟),可缩短角膜胶原交联的时间,维持用相同的能量($5.4J/cm^2$)。

　　评估的要点:

　　● 术前刮除上皮后的角膜中央厚度必须

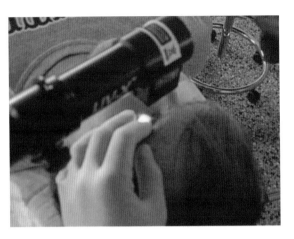

图 2.28　角膜胶原交联

超过 $400\mu m$;

　　● 须告知患者该治疗的不可预测性和再次手术的可能性,如角膜基质环植入术或角膜移植术。

2.11.3　并发症

　　并发症包括手术失败、角膜融解、感染和角膜瘢痕形成。

（尹小芳　吕依洋　译　孔祥斌　校）

第 3 章

角膜移植

3.1 适应证和方法

在英国每年完成近 3000 例的角膜移植术,而美国每年约 45 000 例。角膜移植的主要适应证见表 3.1,最常见的适应证包括角膜膨隆(图 3.1 至图 3.3)、角膜营养不良(图 3.4 和图 3.5)、角膜瘢痕及血管化(图 3.6 和图 3.7)、角膜失代偿(图 3.8)和角膜穿孔(图 3.9)。

过去 20 年随着手术技术的提高,所有病例千篇一律地选择穿透性角膜移植正逐渐转变为使用保存的健康供体组织选择性替代病变组织的板层角膜移植(图 3.10),既提高了角膜组织结构的完整性,又降低了潜在的排斥风险。

1999 年 86% 的角膜移植为穿透性角膜移植,2009 年降为 55%。1999 年板层角膜移植仅占 4%(全部是深板层角膜移植),2009 年上升至 33% 左右,其中 11% 为深板层角膜移植,23% 为角膜内皮移植,其余为角膜缘干细胞移植或角巩膜移植。

对于角膜前板层疾病(如角膜上皮及基质)可考虑行深板层角膜移植术 (deep anterior lamellar keratoplasty,DALK);对于角膜后弹力层或内皮层疾病,可选择角膜后弹力层及角膜内皮移植,如后弹力层剥离联合角膜内皮移植术 (descemet's stripping endothelial keratoplasty,DSEK)、后弹力层剥离自动角膜刀取材内皮移植术 (descemet's stripping automated endothelial keratoplasty,DSAEK)或后弹力层角膜内皮移植术 (descemet's membrane endothelial keratoplasty,DMEK)。对于周边角膜或角巩膜融解可选择新月形角膜或角巩膜移植。对于角膜缘干细胞缺乏患者,可选择角膜缘干细胞移

表 3.1 角膜移植的适应证

光学性移植→提高视力 74%	治疗性移植→缓解痛苦 20%	整复性移植→恢复结构 3%	美容性移植→恢复外观 3%[a]
圆锥角膜	大泡性角膜病变	角膜穿孔	先天性角膜混浊
角膜瘢痕		角膜融解	
人工晶体眼大泡性角膜病变			
Fuchs 角膜内皮营养不良			
移植失败			
高度屈光不正			

[a] 1997 年澳大利亚移植登记记录

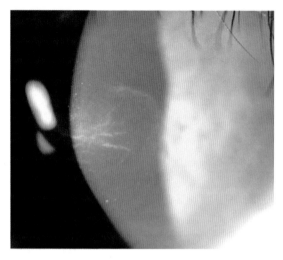

图 3.1   伴有 Vogt 线的圆锥角膜

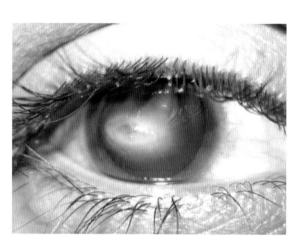

图 3.2   伴有角膜水肿的圆锥角膜

植。如果对侧眼能够提供足够的健康角膜缘干细胞，可进行自体角膜缘干细胞移植。如果不能提供，可选择异体角膜缘干细胞移植。对于病变波及角膜全层的患者，穿透性角膜移植术是最佳的选择。

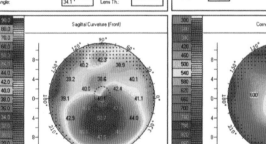

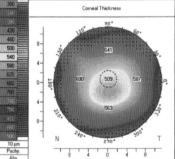

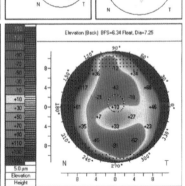

图 3.3   2 级圆锥角膜的角膜地形图

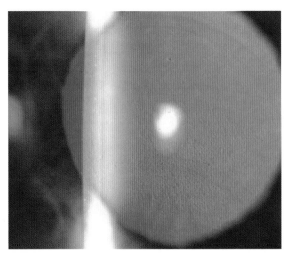

图 3.4　Fuchs 角膜内皮营养不良

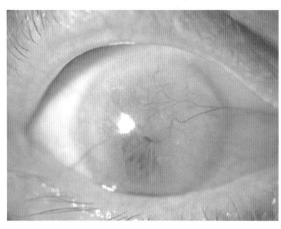

图 3.7　Stevens-Johnsons 综合征（或眼红斑狼疮）角膜血管化

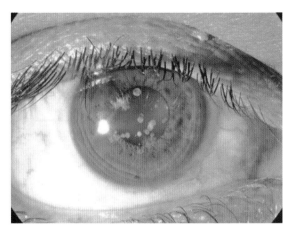

图 3.5　中度颗粒状角膜营养不良，无症状

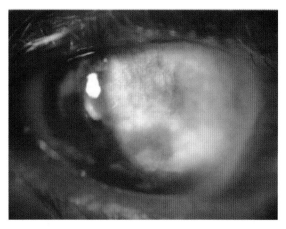

图 3.8　角膜失代偿伴瘢痕

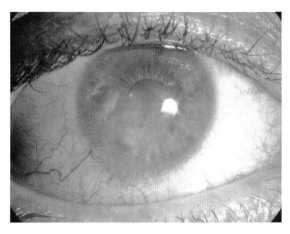

图 3.6　复发性单纯疱疹病毒性角膜炎角膜瘢痕

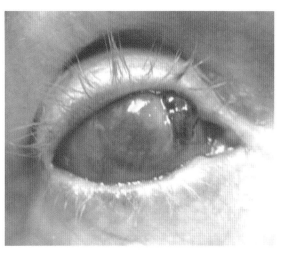

图 3.9　角膜融解伴虹膜脱出

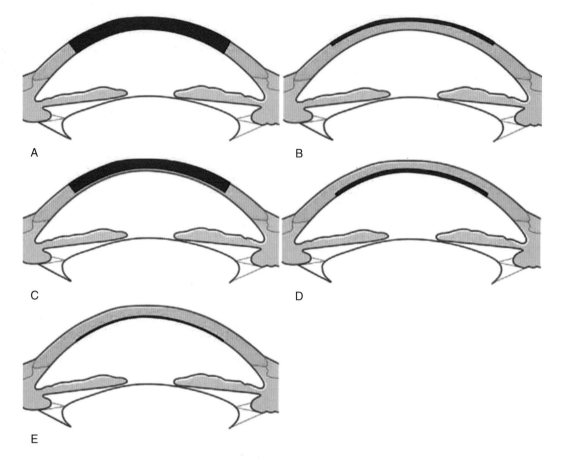

图 3.10　角膜移植术示意图(穿透性角膜移植、前板层角膜移植和后板层角膜移植)。(A)穿透性角膜移植;(B)浅板层角膜移植;(C)深板层角膜移植;(D)后弹力层剥离联合角膜内皮移植;(E)后弹力层角膜内皮移植

3.2　知情同意

　　角膜移植手术仅是疾病治疗的一部分,长期的视力康复过程需要保持密切而稳定的医患关系。要想在近 2 年的随访期内获得良好的术后效果,患者对治疗的依从性和随访的参与度是与手术精湛技巧同等重要的关键因素。

　　患者了解手术的性质、风险及潜在的并发症非常重要。早期的诊疗过程中要花费一定时间让患者知道手术的目的和意义,了解患者的选择和存在的疑问,并为患者提供指导手册,以便他们能够在自己方便的时候阅读。

　　患者必须有现实的预期值,越早进行评估,越容易纠正不切实际的预期。与专科护士或其他相似条件下已经接受手术的患者进行讨论,对患者有益。患者更容易想象手术的影响以及预期的视力水平。

　　医师和患者讨论后需要签署手术知情同意书,至少应该包含以下内容。

　　●计划实施手术的类型及其他必要的操作。

　　●手术适应证。

　　●手术风险,包括移植物衰竭(原发性或迟发性)、排斥反应、感染、眼压升高(新发生或青光眼加重)、白内障、缝线相关的问题(松线、断线、缝线感染)和视力丧失,可能需要进一步的治疗,包括缝线调整、拆线、重新缝合、再次移植、角膜弧形切开、有晶体眼人工晶体植入、LASIK、LASEK 或 PRK。

- 计划实施麻醉方式。

需将一份手术知情同意书的复印件交由患者保存。

3.3　特殊器械

3.3.1　眼科黏弹剂

眼科黏弹剂被应用于各种类型角膜移植手术以保护角膜内皮、创造或维持眼内空间。眼科黏弹剂在手术结束时需要完全吸除。

3.3.1.1　穿透性角膜移植

在穿透性角膜移植术中,当环钻穿透进入前房时,房水流出导致前房塌陷,内聚型黏弹剂(例如透明质酸钠或 ProVisc)作为黏性介质可用来重建前房,以便使用剪刀或刀片完成剪切。当受体病变组织从植床拿走,黏弹剂注射在"开放的眼球"上,供体就可安全地移植过来。

3.3.1.2　深板层角膜移植

在 Melles 深板层角膜移植术中,当前板层剥离完成后,在后弹力层前的间隙注入黏弹剂,使后弹力层与钻切植床的环钻分隔开,在"大泡"术式的深板层角膜移植时也必须使用黏弹剂。

3.3.1.3　后弹力层剥离角膜内皮移植

在后弹力层剥离角膜内皮移植术中,内聚型黏弹剂被用来维持前房,以完成后弹力层和内皮层剥离。植片植入前黏弹剂必须被全部吸出,避免使用弥散型黏弹剂,因为难以保证彻底吸除,而任何黏弹剂在植片和植床层间的残留都会影响植片的黏附。少量的黏弹剂还可用于在植入过程中保护角膜内皮免受损伤。

3.3.2　巩膜环

巩膜环是缝合在巩膜上的支撑装置,在穿透性角膜移植术中给眼球额外的支撑以预防巩膜塌陷。常在眼球内在的支撑较弱时使用,如无晶体眼、玻璃体切割术后或儿童,因为儿童的巩膜硬度不足以维持对组织的支撑。

巩膜环有各种类型和型号可选,如 Flieringa 环（15~19mm）。钻切角膜前使用 7/0 vicryl 线将巩膜环放射状缝合在巩膜上,共 4 针,确保在圆周上的张力平衡,避免散光,同时避免全层缝合导致视网膜穿孔或睫状体出血,手术结束时取下巩膜环。

3.3.3　角膜环钻

1905 年,Zirm 使用 von Hippel 环钻完成第一例人角膜移植,这款环钻设计于 1886 年,在长手柄上连接有一个圆形刀刃,通过旋转完成钻切。伴随技术及材料的进步,环钻发展到今天熟悉的类型。现代环钻能够实现供体和受体在大小及形状上的精确匹配以减少引起的散光。总的来说,负压环钻包含两部分:外部是一个连接带弹簧注射器的小圆腔,内部是可沿螺纹旋转的圆形刀刃。

3.3.3.1　环钻尺寸

环钻有不同的尺寸,一般在 6~7mm 间以 0.5mm 递增,在 7~9mm 间以 0.25mm 递增。对大多数眼,最佳大小是在 7.5~8mm 之间。供体角膜太小会造成高散光,并且缝线会干扰视轴区,而供体角膜太大则增加血管化、排斥、青光眼和虹膜嵌顿的风险。

由内皮面钻切,供体植片通常比植床大 0.25~0.5mm,这可帮助伤口对合及愈合,并且补偿负压环钻引起的受体角膜压痕边缘。大尺寸的角膜供体植片含有更多的内皮细胞,适合 Fuchs 角膜内皮营养不良和人工晶体眼的大泡性角膜病变。50 岁以下的患者一般不选择钻切大尺寸角膜植片。对于圆锥角膜(直径 8mm)和高度近视患者(超过 6D)可使用相同大小的供体角膜植片。

其他决定供体角膜大小的方法包括在 7mm 以下可采用同等大小,7~8.5mm 可以大 0.25mm,在 8.5mm 以上大 0.5mm。

3.3.3.2　一次性负压环钻

一次性环钻,如 Barron 放射状负压环钻 (Katena)(图 3.11)是不错的选择,其锐利的边缘可保证不会出现可重复使用环钻的不完美的切削导致切缘不规则。

使用前,在显微镜下检查环钻刀刃是否不规则,使刀刃与负压环齐平然后轻轻后退。标记笔标记角膜中心,刀刃上的十字线能够指示旋转的中心并帮助校正角膜中心,推压注射器内芯,环钻置于角膜中心同时松开注射器产生负压,可牢固地固定负压环钻不动。建立负压是关键步骤,如果切割过程中失去负压可导致切口明显不规则。旋转内刃,每旋转 360°前进 250μm。

3.3.3.3　手动环钻

手动环钻与皮肤打孔活检使用的环钻相似。环形刀刃可安装在塑料手柄中或使用拇指、食指握持来旋转钻切角膜,轻压做部分厚度的切割,然后使用钻石刀安全地扩大切口,全层切开,避免全层钻开导致的前房突然塌陷。

角膜穿孔患者进行手术时,手动环钻是负压环钻的替代,能够避免使用负压时导致的眼

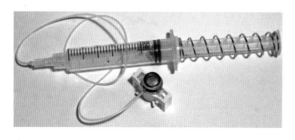

图 3.11　Barron 放射状负压环钻(Katena 公司)

球内容物脱出。手动环钻较负压环钻更容易偏斜和偏中心地切割,从而产生更大的散光。同时也更容易意外地进入前房,长手柄在显微镜下也不容易使用;环钻大小有 4~14mm (Medtronic 公司:1.0、0.5 或 0.25mm 级别)。

3.3.3.4　电动环钻

Asmotom 环钻(德国 Deutschmann 公司),采用真空固定周边角膜和中央角膜,使用电动刀刃切割到预定深度,供体可制作 6.0、6.5、7.1、7.6 和 8.2mm 大小的植片,受体角膜可制作 6.0、6.5、7.0、7.5 和 8.0mm 大小的植床。

3.3.3.5　飞秒激光

飞秒激光作为传统刀刃体系的替代,在角膜手术方面的应用越来越广泛。它通过聚焦红外波长的激光能量分离组织内的分子键。能量可被精确地聚焦,允许精确地控制切削的深度和形状,使手术医生能够让供体和受体的形状比以前更加匹配,同时可创作设计角膜移植切口的形状,例如"大礼帽"形状;允许更大面积的内皮组织移植,而前部植片和植床的交界不会离角膜缘太近,从而可降低排斥的风险;Z 字形状可增加植片和植床的黏附,增加植片和植床接口的机械强度并降低眼球破裂的风险。其主要不足是设备昂贵,应用范围有限,需要额外时间和缺少临床优越性的证据。

3.3.4　切割枕

供体植片的制备方法随着时间不断进展。目前最常用的方法是把供体角巩膜片内皮面向上置于凹面的切割枕,仔细确定中心,例如使用冠状供体冲压装置(Angiotech 公司)(图 3.12)。切割枕的周边小孔用来校正切割刀底部钉,确保对齐,切割刀安装后用力向下压切割全层供体植片。从内皮面切割的供体角膜植片通常比预计的小(大约小 0.2mm),这一点要计算进去(一般增加 0.25mm)。

切割枕的变化是使用弹簧装置或重力装

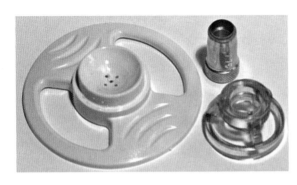

图 3.12 冠状供体冲压装置(Angiotech 公司)

置创造切割力,减少切割前供体组织的任何移动,使用有弹簧的注射器可以通过切割枕底部的小孔产生真空(类似负压环钻)。

有些切割装置可从角膜上皮面钻切,角巩膜片放置在人工前房上,使用生理盐水或黏弹剂来维持压力,然后使用负压环钻制作供体角膜植片。最大的优点是可以使受体和供体形状更匹配,但制作过程要花费更多的时间而且装置也更昂贵。

3.3.5 前板层剥离

浅板层角膜移植(SALK)可以使用 LASIK 术中的角膜微型板层刀来完成,类似于 LASIK 手术,切削深度一般设定在 140~160μm。Amadeus 微型板层刀 (Schwind 公司)可以联合 Mozart 人工前房来准备供体角膜以及受体角膜。这套系统最多可以制作 250μm 厚的浅板层角膜移植,负压环选择 8.5mm,在制作供体及受体角膜植片时需更换刀片。

3.3.6 后板层剥离

角膜内皮移植需要的薄后板层植片可以通过手动板层剥离 (DSEK) 或显微角膜刀 (DSAEK)制备。现在可用于切削的显微角膜刀有 Moria ALTK、Med-Logics ML7 和 Schwind 系统。供体角膜通常是手术医生术中准备,但有些眼库现在可提供预切的板层植片(特别是在美国),这种方式将来在其他国家也会变得越来越普遍。

Moria LSK/ALTK/CBm 显微角膜刀 (图 3.13 和图 3.14) 是一个带人工前房的显微角膜刀,角膜厚度<570μm 时,切削深度可设置为 300μm;角膜厚度≥570μm,切削深度可设置为 350μm。供体角巩膜片直径必须在 16~19mm 之间,使用人工前房固定角膜(图 3.15),应用黏弹剂保护角膜内皮,显微角膜刀切除角膜前部基质,留下角膜内皮层、后弹力层和薄角膜基质,将板层角膜植片移至切割枕由内皮面钻切。

Schwind 人工前房和 Schwind Carriazo-Pendular 角膜板层刀相配套,该系统可用于前板层移植及 DSAEK 植片制备,在 8.5~10mm 之间有 4 个不同尺寸的环,切割深度分别为 300、

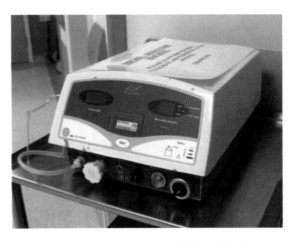

图 3.13 2 代 Moria LSK 板层角膜刀控制装置

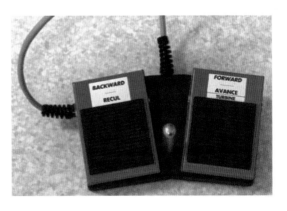

图 3.14 Moria LSK 板层角膜刀脚踏

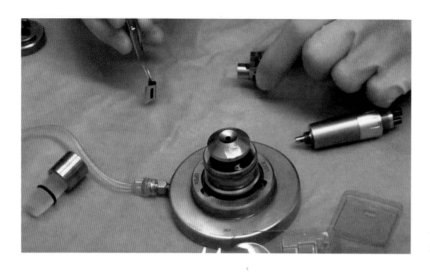

图 3.15 Moria ALTK 刀、头、发动机、人工前房和眼压计(顺时针)

350 和 400μm。

3.3.7 人工前房

人工前房,如 Barron 人工前房(Katena 公司)(图 3.16),是把供体角膜置于其上模拟前房的装置,通过向下旋紧巩膜边缘上的塑料环使角巩膜植片能够稳定安放在前房上。前房自带的两个管道可连接注射器依据需要充满空气或液体。人工前房被所需的液体充满,保持合适的压力,夹闭连接管道,如同在体角膜一样可进行板层剥离。人工前房是后弹力层剥离角膜内皮移植中制备后板层时最常用的一种装置。此外,在穿透性角膜移植和深板层角膜移植术中,还可用于负压环钻从上皮面切割供体植片,一些手术医生偏爱这一方法,以期获得更好的供体-受体切割面的匹配并减少散光。

3.4 眼库

3.4.1 组织获取及制备

供体材料必须在死亡后 24 小时内获得。供体材料通常是由当地移植协员与死者家庭商议并获得同意后协调获得。英国人类组织法案 2004 和法案 2006(苏格兰),阐明人体组织获取、储存、用于移植及其他特别目的(训练、教育和研究)的要求。组织在获取应用于移植前必须满足严格的标准(表 3.2)。

经过相应的培训,眼部组织的获取可由眼科医生、专业护士、太平间职员执行。完整的眼球取出后放入无菌眼杯中浸满无菌盐水的海绵上,这样制备一个"湿房"环境,在眼球运送至眼库过程中保护眼球。湿房放入保温盒中,盒内的密封袋内的融冰可保持 4℃ 的温度 24 小时,密封箱送至眼库进一步处理。

在眼球获取前必须确保获得血样进行病毒筛查。供体材料必须排除可传染性病毒感染,特别是 HIV、乙型肝炎病毒、丙型肝炎病毒、人类嗜 T 细胞病毒和梅毒。但目前尚无 Creutzfeldt-Jakob(CJD)病的筛查方法,因此病

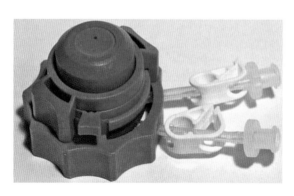

图 3.16 Barron 人工前房(Katena 公司)

表 3.2　供体角膜材料常用检查的列表及标准

传染	手术史	恶性肿瘤	眼内疾病	其他
HIV/AIDS	免疫抑制剂	白血病	活动性眼部炎症或葡萄膜炎	死于未知病因的疾病
病毒性肝炎（甲、乙、丙）	接受器官移植	淋巴瘤	任何先天性或活动性眼部疾病	疑似或确诊
HTLV（人类嗜 T 细胞病毒）	1992 年前接受过硬脑膜或脑部手术史	骨髓瘤	视网膜母细胞瘤	Creutzfeldt-Jakob
血清阳性：抗 HIV、HBsAg、抗 HBc（如抗 HBs <100IU/L）、抗 HCV、抗 HTLV、梅毒	接受过人垂体激素	红细胞增多症	眼前段恶性肿瘤	未知病因的中枢神经系统性疾病
可能导致感染 HIV、肝炎或 HTLV1 风险的行为	接受过角膜、巩膜或其他人组织移植	铁粒幼细胞贫血		病毒性脑炎或未知起源的脑炎及病毒性脊髓炎
死亡前 6 个月文身或身体打孔术	屈光激光手术史（LASIK 和 LASEK）	骨髓发育异常综合征		死亡前 12 个月内被关押
死亡前 6 个月针灸治疗				
用血源性浓缩凝血物治疗出血性疾病				
狂犬病				
先天性风疹				
结核				
Reyes 综合征				
渐进性多灶性脑白质病				
败血病				

史可作为排除的标准。

3.4.1.1　皇家眼科学院修订的眼球摘除方法（2008）

本方法假定使用人体组织运输盒里提供的眼球摘除包,它是通过英国移植中心免费提供的仅供单人使用的器械。

1. 打开眼睑并用生理盐水冲洗眼球,去除碎屑、黏液及异物,使用乙醇棉球清洁眼周皮肤,擦拭范围覆盖眼睑至鼻背和眉弓边缘,擦拭过程中注意乙醇棉球不要接触角膜表面。

2. 打开单人器械包的外层包单,戴无菌手套,铺眼部孔巾。

3. 开睑器开睑,有齿镊子和剪刀环形切开球结膜,在 4 个象限使用剪刀锐性和钝性剥离向后推 Tenon 囊。

4. 用直肌钩分离外直肌,在巩膜和钩之间用止血钳夹住肌肉。取下直肌钩,靠近止血钳在肌肉远端离断直肌。依次分离切断其他直肌,不必刻意切断斜肌;必须小心,不要让开睑器和器械擦伤角膜。

5. 用止血钳轻轻提起眼球,在内侧置入视神经剪,用视神经剪轻轻移动探查视神经位置,保持剪刀垂直,向外牵引眼球,剪断视神经,确保视神经残端至少保留 5mm。

6. 当视神经剪断后,从眼眶轻轻提起眼

球,用视神经剪剪断残留组织。

7. 小心地将眼球放在塑料眼台上,视神经残端穿过眼台底部的孔,用 25G 针头固定。眼抬角膜上皮面向上置于盐水湿润的脱脂棉球(或纱布)上,放入无菌罐(形成湿房);眼球一定不要浸润在湿房液体内。

8. 移除开睑器,并重复这一过程,取另一只眼。

9. 使用棉球填塞眼眶,放置眼片恢复供体外观。

10. 清晰地标记湿房,包括日期、供体姓名、出生日期、医院和左右眼别。

11. 在人体组织运输盒放置湿房和血样,将融冰(至少 1kg)装入塑料袋放在运输盒内。放置完整的眼球组织供体信息表和可检索的风险评估单在盒子内,联系值班的英国移植中心办公室,报告供体的详细信息并安排眼球的使用。

3.4.2 组织配型和匹配

由于角膜处于免疫赦免状态,因此与其他组织需要 HLA 供体受体配型不同。20 世纪 90 年代的研究显示,HLA 匹配与不匹配没有任何差异,但对于二次移植的研究还在进行中,有证据显示对于高危移植和再次移植,HLA 配型能提高移植物的存活率。但是如果可能,对 30 岁以内的受体和供体年龄应尽可能匹配,以获得更合适的角膜内皮细胞密度。

3.4.3 组织保存

在眼库评估眼球是否适合移植。清洁完整眼球上黏附的组织并使用无菌盐水冲洗,然后浸泡在 3% 聚乙烯吡咯烷酮-碘(PVPI)溶液内 3 分钟,然后置入 0.3% 硫代硫酸钠溶液内中和聚乙烯吡咯烷酮-碘,再用盐水冲洗。

切取角巩膜植片,无菌纱布包绕眼球方便固定。18mm 环钻做巩膜切开,不要钻透葡萄膜组织。用剪刀或手术刀沿圆周扩大切口,使用剪刀的圆形末端使睫状体与切口分离。用镊子轻轻地夹起植片,前表面向下放置在培养液内

(如 英国 GIBCO Minimum Essential Medium,Invitrogen 公司;或美国加利福尼亚州尔湾市博士伦公司 Optisol GS、DexSol 和 McCarey-Kaufman Media)。

角巩膜植片保存在含有抗生素和抗真菌药物的培养液内,34℃ 保存 1 周,瓶内取样检测是否有细菌及真菌生长:2mL 培养液置于无菌的通用管内进行微生物检测。角膜通过微生物学、血清学及病史检查后方可使用。角膜可在培养液内 34℃ 条件下保存 28 天(这被称为器官培养条件)。英国国家眼库只在器官培养条件下保存角膜;另一方案是冷冻保存,在 4℃ 保存 10~14 天,这个方法不能提供新鲜角膜组织(组织筛选)。

通过评估角膜内皮细胞密度和形态两个方面,评估获取的植片是否适合移植。角巩膜片上皮面向下放在培养皿上,在内皮面滴入几滴台盼蓝,30 秒后用无菌盐水冲洗,并将 1.8% 高渗蔗糖溶液加入角膜面使细胞边缘肿胀利于观察,在放大 100~120 倍条件下观察照相,记录角膜内皮细胞密度,内皮形态按规则程度评估,皱褶程度也要被评估,因为皱褶区细胞已经死亡。在英国,最低角膜内皮细胞密度是 2200/mm²,角膜内皮细胞密度过低不能用于穿透性角膜移植,但是可应用于其他类型的手术,例如前板层角膜移植。在英国只有不适合移植的角膜才应用于训练和科研。

角膜放置在稀释的培养基(培养液含 5% w/v 右旋糖酐 Fluka Analytical,Sigma-Aldrich 公司)内至少 6 小时,再次微生物污染检测前,角膜常常放置培养 24 小时,然后在 3 天内提供给临床用于角膜移植。角膜可保存在含有右旋糖酐培养液内最多 5 天,转运的培养液不需要冷藏。

3.5 穿透性角膜移植术

穿透性角膜移植术(PKP)是最常见并且最成功的器官移植之一(无血管化角膜)。在过去

几十年里,因眼库的建立使移植材料的可利用性得到改善,加之保存介质的改良使供体角膜最多可保存至 4 周(培养),穿透性角膜移植术数量显著增长。此外,手术的成功率因手术技术及方法进步得到极大的提高,其中包括精细的缝合材料、黏弹剂的使用、新的环钻和压切枕及改进的抗生素和抗炎药物在术后治疗中的应用(图 3.17 至图 3.24)。

3.5.1　方法

推荐在全麻下进行穿透性角膜移植术,特别是对初学者和一些复杂病例。

3.5.1.1　准备

术前应对受捐者进行核对并检查移植材料是否超过有效期,运送保存液必须要洁净,供体角膜内皮面向上放置在压切枕上,用环钻压切,内皮面可覆以黏弹剂防止干燥。

3.5.1.2　标记角膜

找到受体角膜的中心,用记号笔标记,将放射状记号器置于角膜中心点,在受体角膜上绘 8~10 条墨线以辅助缝线定位。

3.5.1.3　环钻

根据需要移植的尺寸选择环钻,要考虑到受体角膜疾病及直径大小,例如供体角膜选择 7.75mm 直径,受体选择 7.5mm 直径(见 3.3.3.1)。在显微镜下检查真空抽吸环钻(Barron),确保刀口锋利顺滑,避免用磨钝和有缺口的刀片形成不完全的切口。将刀片推至顶点后开始切割,回退 3/4 圈,然后施加负压于受体角膜,注意中心点的位置,用十字形瞄准线保证其至角膜缘各点的距离相等,最好多花点儿时间在定位上,随后采用负压在角膜上刻槽,如果定位不准确,之后再确定环钻的位置是否安全正确将更困难。当环钻被准确放置,刀片即旋转 3/4 圈(数 1、2、3)使其定位,继续旋转刀片并数出每个 1/4 圈(1、2、3……),使每 1/4 圈的切割深度相等,即接近 40~50μm,旋转 8 圈后,要更为谨慎,直至某一侧角膜全部穿透(大约 10 圈),立即释放负压移除环钻,自穿透侧向前房注入黏弹剂,用刀片或弯剪切割下剩余的角膜。

3.5.1.4　缝合

在受体角膜被完整切除后,随即将已准备好的供体角膜放置好。在开始的几针,供体角膜植片是游离的,允许用镊子(如 Pollack 镊)夹住后以 10/0 尼龙线做 4 针预置缝线固定植片。通常最先缝合 12 点位,接着是 6 点位。检查植片对称性:第二针是最重要,植片与植床

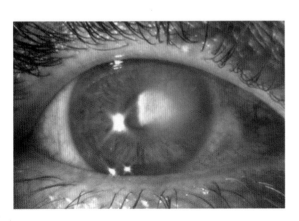

图 3.17　脂质角膜病

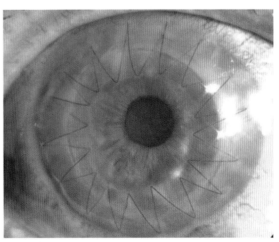

图 3.18　16 针连续缝合 PKP 术后 1 周(与图 3.17 为同一患者)

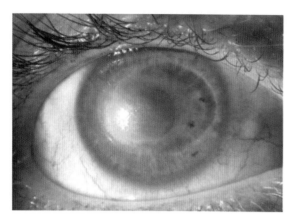

图 3.19　角膜炎(棘阿米巴性)后角膜瘢痕

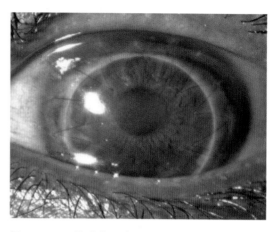

图 3.22　16 针连续缝合 PKP 术后 6 周 （与图 3.21 为同一患者）

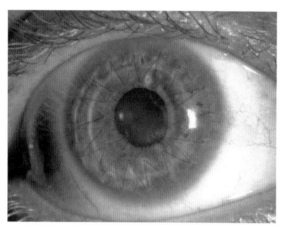

图 3.20　16 针连续缝合 PKP 术后 2 个月(与图 3.19 为同一患者)

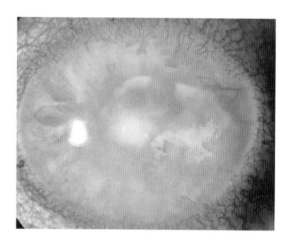

图 3.23　复发性单纯疱疹病毒性角膜炎

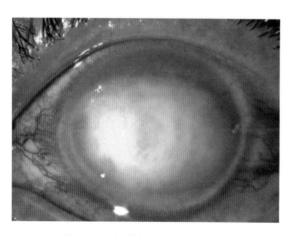

图 3.21　角膜炎后致密角膜白斑

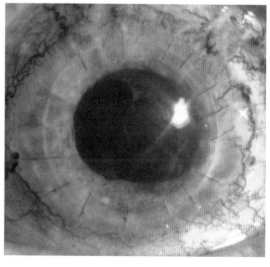

图 3.24　间断缝合 PKP 术后 3 周(与图 3.23 为同一患者)

的重叠边缘应相等;检查张力:足够的张力体现在角膜形成一个平分的凹槽;检查深度:所有缝线至少应达 90% 的角膜深度,尽可能接近后弹力层;受体角膜进针后可见灰白色线,表示进针位置合适。

在植片下注入玻璃酸钠,继续缝合 3 点和 9 点方位。缝合目标是采取尽可能少的操作进行缝合。4 针缝完后,张力线在供体植片上形成一居中的规则菱形。

此外,可调或滑结缝合常用于后续调整张力;一些外科医生推荐在 11、5、2 和 8 点方位缝合,这叮使缝合变得更容易。在儿科角膜移植术中,如果存在明显的后房压力或供/受体角膜较薄的情况,可能需要 6~8 针预置缝合。

在连续缝合后,所有的预置缝合都可拆除(图 3.18);但如果主要是间断缝合也可不拆。

关于预置缝线、间断缝合、连续缝合的要点见表 3.3。

3.5.1.5　主要缝合

随后根据手术者的习惯进行余下的缝合(即间断、连续或联合)。如果采用间断缝合,每个象限至少缝 2~3 针,共 12~16 针(图 3.24),最初的预置缝线在这个阶段可能会出现松动,应当拉紧;最后旋转缝线埋藏线结,最好埋入植片中,以降低新生血管和排斥反应发生的风险。

3.5.1.6　结束手术

在拉紧连续缝线之前,用 Simcoe 套管吸除前房内剩余的黏弹剂,在固定缝线之前使用角膜镜或 Morlet 尺评估散光。

当所有缝线被拉紧后,注入平衡盐溶液形成前房,检查术口是否有渗漏。术眼穹隆部注射头孢呋辛 1mg(0.1mL),球结膜下注射倍他米松 4mg,必要时可球筋膜下注射 0.5% 左布比卡因(2~3mL)缓解疼痛,佩戴角膜绷带镜,次日检查患者。

表 3.3　PKP 缝合要点

预置缝线	单个间断缝合 (SIS)	单个连续缝合 (SCS)
12 点和 6 点,然后是 9 点和 3 点方位	指征有儿科角膜移植、受体角膜血管化、既往多次排斥反应、炎症反应和大植片	在角膜上皮再生后尽快调整缝线(2~4 周内最理想)
或:11 点、5 点和 2 点、8 点方位	适合初学者,伤口对合更好	留置超过 2 年后较少产生炎症反应
90% 角膜深度,尽可能接近后弹力层	3-1-1,在打第二个结之前调整张力	至少 16 针
第二针最重要	2-1-1,使埋线变得容易,但缝线松紧调节更困难	第二或第三针开始拉紧缝线,以便留有放松的空间
植片和植床重叠缘应相等	平均 16 针	在 12 点位埋线
尼龙线更具弹性,更少导致间质纤维化	24~32 针紧密的缝线在儿科角膜移植、相同大小的植片和圆锥角膜中可能是必要的	角膜尽可能保持球面
植片 1mm 处、植床 1.5mm 处进针	线尾短,线结可埋在植床中[拆除所有缝线 (ROS) 时植片植床交界处的张力更小]或植片中(减少炎症反应和新生血管的形成)	调整缝线前移除巩膜环 缝线拆除后的散光难以预测

3.5.1.7　术后治疗

在术后早期,主要目标是使植片的角膜上皮细胞再生,避免排斥反应及感染。定期监测眼压,因为青光眼既是术后并发症之一(手术导致的结构改变及局部类固醇的应用所致),也是导致移植失败的危险因素,还要注意视力恢复情况。

在最初的 9~12 个月后局部类固醇缓慢减量。如采用间断缝合,可根据角膜曲率和角膜地形图引导选择性拆除缝线。

剩余缝线的拆除必须在 12 个月左右术口完全愈合后进行,以防止术口裂开。通常在局部停用类固醇后拆线,但在拆线后可给予短期点用以预防排斥反应。

3.5.2　PKP 联合手术

并发有白内障的患者可在穿透性角膜移植术中,切除病变角膜后(开窗技术)施行白内障摘除术。优点包括:

- 仅需一次麻醉;
- 减少因角膜混浊带来的白内障手术的风险;
- 避免穿透性角膜移植术后白内障手术伴随的移植排斥风险。

其缺点包括:

- 术眼开放时间延长增加脉络膜暴发性出血的风险;
- 难以预测屈光状态;
- 术后葡萄膜炎的发生概率增加。

如果角膜足够透明,可在环钻切除病变角膜前,在蓝域的帮助下采用连续环形撕囊(CCC)。CCC 优于传统的开罐式截囊,能减少在摘除晶体核过程中囊袋放射状裂开的风险,使人工晶体在囊袋中的放置更加安全。如果角膜混浊,阻碍在病变角膜切除前实施 CCC,那就必须在切除病变角膜后采用开窗技术。晶体前表面要有对抗玻璃体压力的反向作用力,同时应避免易导致囊膜边缘撕裂的拉力,可通过使用一个宽的压板向晶体前表面施压来实现。

撕开前囊膜后即可摘除晶体核。传统方法如大切口 ECCE 是通过手法在相距 180°的角巩缘处挤压娩出。但采用 CCC 时,巨大核不易娩出,解决这个问题的一个方法是将囊袋边缘切开,但这可导致 CCC 撕裂。还可在囊袋里用超声乳化劈核刀将晶体核劈成两半后分别娩出。

娩出晶体核后,用自动灌注/抽吸(I/A)系统或手动吸除晶体皮质。采用自动 I/A 系统时,使用低流量灌注和低负压轻柔地吸除皮质,因此时囊袋塌陷,操作通常较为困难。劈核刀的尖端可用来使后囊膜远离吸引孔以防疏忽吸住并撕裂后囊膜。采用手动吸引套管时,吸引孔应位于尖端的侧面而不是末端。

最后,植入人工晶体。植入一枚硬片(如 PMMA)或可折叠三片式人工晶体(Acrysof MA60)比一片式折叠人工晶体更为稳定,因前者在囊袋(或睫状沟)里更为稳定,并能更有效地维持后囊膜与玻璃体的位置。此后如上文所述常规缝合供体植片(见上文)。

3.5.3　术后屈光不正

拆除所有缝线后 4 周,角膜屈光状态稳定,可予以佩戴眼镜或角膜接触镜。

矫正高度屈光不正和不规则散光的方法有以下几种。

- 弧形角膜切开术,可减少规则散光。可得到各种(难以预测的)列线图。有时可矫正高达 4D 的散光。
- 加压缝线结合与其垂直的弧形角膜切开术可消除大度数散光。
- 准分子激光切削 (LASIK 或 LASEK)已经成为许多外科医生用于减少低度球面屈光不正和 4D 内散光的选择。LASEK 与 LASIK 相比的优点在于其更大的可预测性和避免角膜瓣相关并发症。如果计划施行 LASIK 手术,应分两个步骤进行以获得更精确的结果,也就是说,在测量屈光情况前,先切下角膜瓣并复位使其愈合,下一步再单独施行切削。

●植入定制的人工晶体(有晶体眼或人工晶体眼)来矫正大度数的球面屈光不正(>8D)和规则散光。

这些方法可组合使用,例如用弧形角膜切开术减小大度数不规则散光后再用准分子激光矫正剩余的屈光不正。

3.6　浅板层角膜移植术

浅板层角膜移植术(SALK)指用移植材料选择性地替换浅层角膜基质和上皮,对如浅表的角膜瘢痕,局限于浅基质层的营养不良,或因既往屈光手术引起的角膜混浊有效。切除的组织深度与 LASIK 手术角膜瓣相差无几,约 $130\mu m$。

首先,用带 $130\mu m$ 刀片的微型角膜板层刀(或飞秒激光)从置于人工前房上的角巩膜移植瓣上制备直径约 9mm 大小的角膜板层移植片。因移植片的正确朝向难以分辨,应首先在其前表面做标记,以防移植片被颠倒放置。

同法制备植床,用微型角膜板层刀切除浅层角膜(深 $130\mu m$,直径 9mm)。任何由于切割边缘血管引起的出血都必须局部应用肾上腺素止血,因为层间的血液将会危及视力的恢复。植床应当保持干净。

将移植片像 LASIK 的角膜瓣一样置于植床上,主要的不同之处在于移植片是游离的,缝线固定植片直到术口愈合。10/0 尼龙线跨过植片的边缘缝合,线结埋藏在植床而非植片中。传统的放射状缝合会不均匀地牵引薄移植片,引起显著的散光,应避免使用。勿过度拉紧缝线,防止植片边缘翘起。术中可冲洗层间,并可予佩戴角膜绷带镜。

视力的恢复通常迅速且很少引起散光。7 天左右拆除缝线,因为缝线留置过久会在植片上产生永久性的“应力线”,可能阻碍上皮细胞再生。患者可在术后 3 个月佩戴框架眼镜。层间的混浊可能会影响视力,但往往随着时间而减少。

这项技术的好处在于切除不透明的组织,并消除角膜表面较小的不规则,使之变得光滑。然而,使用角膜板层刀切割后,基质植床上可再次出现较明显的不规则。如果局部角膜变薄,施行这项手术是较危险的。

角膜植床和植片均可应用飞秒激光或人工剖切制备。

3.7　深板层角膜移植术

深板层角膜移植术(DALK)是选择性置换病变的角膜基质的同时,保留健康的后弹力膜(DM)和内皮细胞的手术方式,例如用于圆锥角膜患者。目的是要去除所有的角膜上皮和基质,暴露后弹力层作为移植床;如果移植片下有残留的受体基质层,很容易产生层间混浊,从而影响视觉。

主要 DALK 技术有两个:“Melles 法”和“大气泡法”。DALK 较 PKP 的相对优点见表3.4。

3.7.1　Melles 法

Melles 法是通过贴近后弹力层行板层剖切以去除尽可能多的基质的方法。推荐全身麻醉以限制眼球运动,实现板层剖切。上直肌缝线固定,标记角膜中心和预期的移植片大小,在上方做超过 2 点位的角膜环形切开,小心地烧灼止血,注意不扭曲组织。做一个角膜缘后巩膜切口,做前房穿刺口使前房完全被空气填充。

巩膜隧道伸入板层刀开始做板层角膜剖切。前房中的空气作为一面镜子,镜像所见的是真实的刀片尖端到残留基质层距离的 2 倍,镜像与实像分离从而可以指导刀片尖端尽可能接近后弹力层而不引起穿孔。分离过程中依据板层长度和轮廓的变化,要用到三种不同的板层刀。最长的刀片有一个明显的凸曲,保证越过角膜顶点时保持另一边角膜固有的曲率。

用这种方法进行圆锥角膜的板层分离有

表3.4 深板层角膜移植和穿透性角膜移植的比较

DALK	PKP
技术要求更高	学习曲线更短
手术时间更长	麻醉时间更短
所需器械较多	眼内炎的风险更大
层间可有异物残留损害视觉	12个月后视力达到6/6的可能性更大
视力恢复快	对存在全层病变和深层瘢痕的病例较为合适
更早拆线	
更少的缝线	
避免内皮排斥的风险	
保留了眼球的结构完整性	
减少术中脉络膜上腔出血风险	
轻度的散光	

以下几点困难。

• 角膜曲率可能被夸大、斜面太陡,以至于偏离预想的层面。

• 角膜顶点太薄、太脆。

• 晚期圆锥角膜,角膜顶点瘢痕可能会导致板层分离受阻甚至后弹力层穿通。

• 以前有过积液可能阻碍基质从后弹力层中分离干净。

• 因为需要保持刀尖尽可能接近DM,因此越过角膜顶点时比较困难。必须注意避免太浅的剖切平面。

一旦板层剖切超过预期移植片大小的边缘,在新的层面注入黏弹剂,放出部分前房空气,从而使更多的残留后层组织分离。受体组织以通常的环钻方式分离。

如果分离不够深,可能残留一些基质,应该小心提起残留组织并尽可能用角膜剪剪干净。用BSS灌洗冲洗掉残余的碎片或黏弹剂,裸露后弹力层前不能残留任何杂质以免影响术后视力。

准备植片时,内皮面朝上行环钻,在环钻之前去除供体的后弹力层和内皮。可以用台盼蓝将内皮细胞染色,然后用海绵摩擦去除或用显微镊撕除。一旦去除所有的后弹力层/内皮细胞后,就像做穿透移植一样行角膜环钻并缝在植床上。

像PKP一样,先预置四条缝线,也可连续缝合来固定移植片。缝合技术略有不同,在移植片上缝线应只通过70%的深度,而植床进针则尽量深(见图表),缝合的基本原理是使植片能尽量下压以贴近受体的后弹力层从而保证更好地愈合。

术后依据医生的习惯,给予地塞米松和抗生素滴眼液。

3.7.2 大泡法

Anwar和Teichmann描述一种用空气注射于基质层深部,形成基质与后弹力层之间板层平面的方法(图3.25和图3.26)。高压使气体进入基质层,空气会顺着阻力最小的路径移行,后弹力层和基质之间的连接弱于基质层间,因此空气将优先在这一层分离组织。

先将受体角膜环钻至预定的一部分厚度(通常为60%~80%)。如果可以,最好用飞秒激光来做切口,因为这不仅保证可靠的70μm后弹力层距离,同时有一个倾斜的边缘便于器械的进入及操作。

用26G针头套上一个充满气体的3mL注射器,沿槽边缘进入然后潜行3~4mm至中周部角膜。针尖必须置于基质深层而不穿透DM,然后向基质层注入空气产生局部混浊,随着空气继续注入,突然融合形成一个有清晰边缘的大

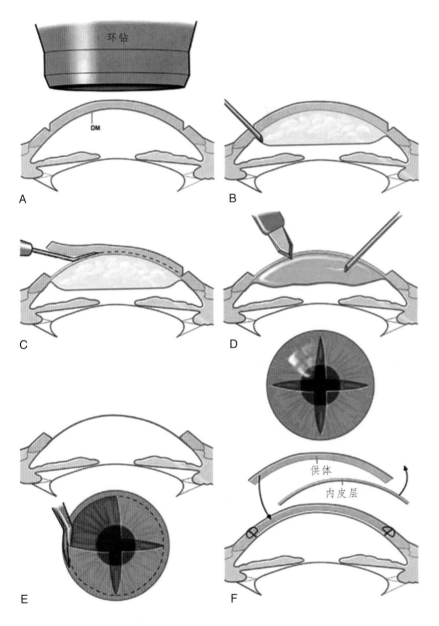

图 3.25　深板层角膜移植术 (DALK)——大泡技术示意图。(A)局部前层角膜环钻；(B) 注入空气至后弹力层前空隙中制作大泡；(C)剖切移除表面基质；(D)用刀片刺破大泡并用黏弹剂充填；(E)切割剩余基质瓣，仅留下后弹力层和内皮层；(F)移除供体的后弹力层/内皮层，用缝线固定在植床上

圆形混浊，表明 DM 和基质之间已经完全分离（"大泡"），与此同时针筒活塞阻力消失说明达到预期效果。大泡边缘应达到或超过环钻槽。

此时，板层分离基质层，仅留下大泡上很薄的一层基质组织。

前房穿刺放出少量房水。用一个刀片平行方向将大泡挑破，用平头压板沿破口进入气泡内，医生在压板之上进一步向下扩大切开，从而创造一个狭缝开口以进入 DM 前空间，进一步用钝头的显微剪将剩余的基质切除，冲洗暴露的后弹力层，以清除残留的组织碎片。

植片的准备方法同 Melles 法。

3.8 后板层角膜移植术

在一些引起内皮功能障碍的疾病中（如 Fuchs 角膜内皮营养不良、无晶体眼或人工晶状体眼引起的大泡性角膜病变），选择性地移植后弹力层和内皮层可使角膜功能恢复,并且风险较穿透性角膜移植术低。

这项技术早期的方法是制作一个包括内皮层、后弹力层和薄层基质的供体角膜片(约150μm),随后移除受体的相应角膜后部组织以便恰好放入供体角膜片,被称为深板层角膜内皮移植术(DLEK),但由于受体后层角膜组织剖切困难,这项技术未得到推广。

随后人们意识到移除受体基质层是没有必要的,因为受体后弹力层和内皮层被切除后,供体角膜片会贴附于受体基质层的裸露后表面,这种技术被称为后弹力层剥离联合角膜内皮移植(DSEK)并得到大范围推广。如果供体角膜片是使用微型角膜刀而不是由手工剖切取材,则应称为后弹力层剥离自动角膜刀取材内皮移植术(DSAEK)(表 3.5),这项技术使DSEK逐渐被淘汰。

3.8.1　后弹力层剥离自动角膜刀取材内皮移植术(DSAEK)

供体角膜组织的取材应在麻醉前完成,以防在取材不顺利的情况下,手术可取消或延期。

3.8.1.1　供体准备(DSEK)

供体角膜组织置于填充气体的人工前房上（如 Barron）,在显微镜下使用深度控制在350μm 的刀片在 2 点位做角膜缘切口,以引导剖切的深度。手术医师行角膜板层剖切以获取约 150μm 厚的角膜片,可使用在 DALK 中应用的板层刀片,或者半锋利刀片的 Morlet 角膜板层剥离器。角膜板层组织取好后,将内皮面朝上用所需大小的环钻(通常为 8mm)钻取角膜组织,随后置于储存介质中,以减少内皮细胞的应激反应。

3.8.1.2　供体准备(DSAEK)

自动切割与手工切割相比,板层厚度更加精确,切割面更加光滑。将供体角膜置于填充平衡盐溶液或黏弹剂的人工前房上(图 3.27)。微型角膜刀切除角膜前部,留下后部角膜。内皮面朝上,以直径 8~8.5mm 环钻钻取移植片,随后放于储存介质中。

若使用 Moria 微型角膜刀,供体角巩膜片直径需在 16~19mm。去除供体角膜的上皮面,

表 3.5　后弹力层角膜内皮移植术比较

DSEK	DSAEK
不需要微型角膜刀	需要特殊的微型角膜刀(花费更高)
手工剖切的学习曲线更长	交界面更光滑,术后视力可能更好
手术时间长	移植片更厚
理论上组织损耗风险更大	
移植片形态较不稳定	

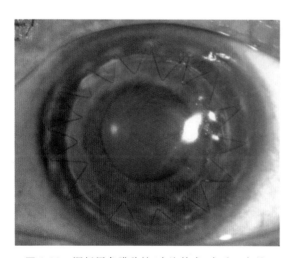

图 3.26　深板层角膜移植(大泡技术)术后 1 个月

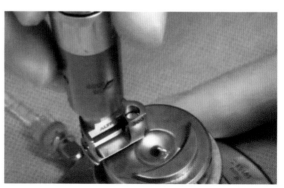

图 3.27　用 Moria ALTK 切割 300μm 深的供体角膜

并使用中央厚度测量法进行测量,若角膜厚度小于 570μm,需要使用 300μm 的微型角膜刀头;若角膜厚度超过 570μm,则需要使用 350μm 的微型角膜刀头。在切割之前需检查前房的压力,应在 65mmHg 以上(Barraquer 眼压计,黑环位于白色环以内)。部分手术医师在切割后会在(前)角膜基质面做标记以便定位。

3.8.1.3　受体准备

一般在球周麻醉或 Tenon 囊下麻醉后进行手术(通常首选全身麻醉,因为患者年龄往往较大)。术前瞳孔不应散大。在上皮面用甲紫药水做好标记环,以此指示来切除同大小的后弹力层(标记大小:8~8.5mm)。

3.8.1.4　主切口和前房穿刺

用 3.2mm 角膜刀在颞侧做宽 5mm、深 300μm、长 1~2mm 的角膜或巩膜隧道切口(更佳)进入前房。一些手术医师喜欢做更小的切口(宽 3mm 而不是 5mm),这样切口可自行闭合,但缺点是植片植入时容易受挤压(内皮损伤)。在两侧与主切口呈 90° 的位置分别做前房穿刺,前房以黏性强的黏弹剂充填。

3.8.1.5　切刮除受体角膜内皮

将 Sinskey 钩翻转过来,按照标记环大小分离外周和中央的内皮细胞(图 3.28)。用钩和 Utrata 镊将内皮与基质分离。用弯曲的 30G 针头在外周裸露的基质划痕,以增加暴露的基质面积,促进移植面的黏附。用 BSS 和 Simcoe 彻底冲洗掉前房中的黏弹剂,因为残留黏弹剂将影响移植面的贴附。

3.8.1.6　内皮移植面准备

在移植片的内皮面放少量黏弹剂方便植入,有时可在移植片的基质面做定位标记。将移植片的 2/3 处折叠,面积大的部分朝上,如同白内障手术一样,用持物镊夹住。

3.8.1.7　内皮移植面嵌入

将前房维持器植入其中一个前房穿刺口,以低流速、低瓶高维持,使前房充盈的同时,避免液体流动过多干扰植片的展开,术中有可能需要进行虹膜周切术预防瞳孔阻滞性青光眼。

移植面嵌入的方式有很多种,都是为了达到使内皮面创伤最小、细胞丢失最少的目的(表 3.6)。基本技巧与使用持物镊植入可折叠人工晶体方法类似(也可使用 Moria DSAEK 镊):用镊子夹住折叠的角膜片,从主切口小心地插入。移植片进入前房后,在移植片下方注入空气使移植片在正确的方向展开。用 10/0 尼龙线缝合主切口,并移除前房维持器。

3.8.1.8　移植片的放置和固定

用 Rycroft 套管按摩角膜表面以居中固定移植片("角膜按摩"),这种操作同时可促使植

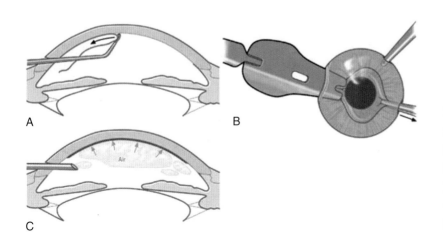

图 3.28　后弹力层剥离联合角膜内皮移植术示意图(包括移植片分离)。(A)移除后弹力层和内皮层;(B)用 Busin 推注器和镊子置入供体移植片;(C)前房充气固定移植片

表 3.6 内皮移植片嵌入技术

技术	说明
镊子植入	移植片的内皮面朝内形成卷饼状,其中 2/3 面积重叠,在展平过程中有助于定位(见文中)。使用特殊设计的无齿镊可使夹持植片时对内皮面的压力最小。镊子同时可避免在穿过巩膜隧道口时切口压迫移植片
拉入	用带 10/0 聚丙烯线(用于固定人工晶体)的 Ethilon 直针头(如 15mm 空心针)穿过移植片的基质的一端(避免穿过内皮面),线的两端均从巩膜隧道口穿入(或者在其中一个末端距离植片 4cm 处打防滑脱结),通过前房穿出另一侧的角膜缘。一些手术医师会在供体角膜片上放少量黏弹剂。随后移植片折叠 2/3(面积大的部分朝上),通过缝线拉入前房,并避免在通过巩膜隧道口时压迫植片。植片固定好后,将线剪断并取出
移行植入	Busin 引进的移行植入装置包括了一个放置植片的略弯的部分和一个将植片递送至眼内的管道。植片内皮面向上放置于装载部,用特殊的显微镊将其推入管道中。管道转向下,确保移植片进入眼内时方向正确。移行器从主切口进入眼内,镊子通过另一侧的前房穿刺口伸入,将移植片从移行器中拉入前房。同样,移行器可避免移植片通过主切口时被压迫。切口可以小至 3.2mm
	Tan 的 endoglide 内皮植入系统与此类似,但是它将移植片折叠成双卷状,内皮面相互不接触。植片放入倒转的移行器并进入主切口。当移行器撤退时,用特殊的显微镊子夹住移植片确保其在正确位置上。Tan 还报道了改良的 Sheet 移行器(用于白内障手术)的使用。在移行器上放置黏弹剂,移植片内皮面朝下置于黏弹剂上,进入前房。如上文所述,镊子通过另一侧前房穿刺口伸入,将移植片从移行器中拉入前房。这种方式的优点在于不需要折叠/展开移植片,减少对内皮面的创伤,避免移植片展开时折叠面反转。这需要更大的主切口(5mm)
推注器植入	装置与人工晶体植入器类似。Endosaver(Ocular System 公司)的承载器上可放置内皮面向上的移植片,并折叠移植片使其进入通道。旋转通道并进入前房,通道退出的同时移植片展至前房内。这种方式适合直径 8.5mm、厚 175μm 的移植片,并且主切口至少在 4mm 以上

片与受体层间的水液流出,进一步向前房充气,使眼压升高(40mmHg),让移植片压向受体基质层并贴附紧密。一些手术医师喜欢提前在周边位置做裂隙状的穿透切口,促进移植片与基质层之间的水液排出,降低移植片脱离的风险。可用一个特制的滚筒装置在角膜表面按摩以使交界面的液体顺利排出。维持高眼压 10 分钟后,缓慢放出大部分空气,使眼压降到正常,同时保留一个完整的小气泡使移植片准确贴附。

3.8.1.9 结束手术

10/0 尼龙线缝合穿刺切口,结膜下注射 2mg 倍他米松加 125mg 头孢呋辛钠。小心移除开睑器,避免因扭曲角膜而增加移植失败的概率。从患者离开手术室返回病房开始,保持仰卧位至少 2 小时。患者出院前需监测眼压,并检查移植片的贴附情况。

3.8.1.10 术后处理

根据手术医师习惯,术后给予患者局部类固醇类眼药水治疗,并逐渐减量(图 3.28 至图 3.32)。在这之后,一些手术医师主张完全停药,另一些手术医师会维持使用较弱的类固醇类药物,每天小剂量维持(如氟米龙,1 次/天)。一般不会引起青光眼的发生,并可减低排斥反应的风险而不会减慢组织修复。但在 PKP 或 DALK 中,这种风险还是存在的。

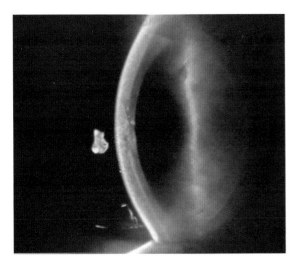

图 3.29　后弹力层剥离角膜移植术后 1 周

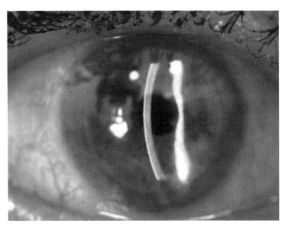

图 3.31　后弹力层剥离角膜移植术后 1 年(整体图)

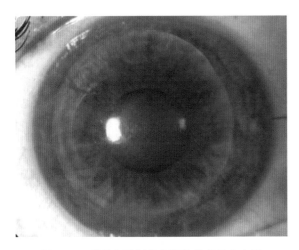

图 3.30　后弹力层剥离角膜移植术后 3 个月

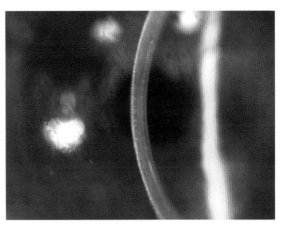

图 3.32　后弹力层剥离角膜移植术后 1 年(裂隙灯,与图 3.30 为同一患者)

3.8.2　后弹力层角膜内皮移植术

后弹力层角膜内皮移植术(DMEK)是选择性深板层角膜移植术的自然演变的代表。单纯移植后弹力层和内皮层避免了基质植入带来的并发症。这项技术还在慢慢改进,只在小部分医疗机构实施。DMEK 的优缺点见表 3.7。

3.8.2.1　受体准备

受体眼准备与 DSEK 手术类似,移除病变角膜内皮,暴露受体的基质植床。因植入组织较少,可选用小切口(3.5mm)。

3.8.2.2　移植片准备

固定供体的角巩膜移植片,使内皮面向上,放在特殊设计的吸盘上。用刀片将恰好位于小梁网和巩膜突前方的后弹力层剥离,范围约 180°圆周。轻柔地将后弹力层向中央剥离。用显微镊夹持边缘部,继续将后弹力层/内皮层从基质层剥离至 1/2~2/3 范围。将植片浸泡至盐水中使分离的植片还原,并准备环钻。用直径为 9.5mm 的环钻刚好切割至深基质层。用显微镊夹住这个已分离好的 9.5mm 移植片的边

表 3.7　后弹力层角膜内皮移植术(DMEK)的优缺点

优点	缺点
基质面-基质面层间混浊更少	技术上更难
视觉潜力更大	操作过程中更易损害组织
屈光漂移减少	更易丢失角膜内皮细胞
可提供经验数据	临床验证不足
视力恢复时间快	切开过程中组织损害风险大
可移植更大面积的后弹力层/内皮层移植(包括内皮细胞密度更高的周边角膜),所以内皮细胞数量也更多	

缘部,将后弹力层与基质层全部分开。由于组织的弹性,剥离掉的后弹力层/内皮层会自然卷曲,而且内皮层始终朝外。这有助于医生在移植过程中定位。

3.8.2.3　移植过程

使用台盼蓝将卷曲的内皮植片染色使其易于观察,并将其放置于推注器中[如特制的装置(Hippocratech,鹿特丹)或者原本为植入人工晶体所设计的植入装置 (Staar Surgical,蒙罗维亚,加利福尼亚)]。在装置中提前放入平衡盐溶液(BSS)或者羟甲纤维素(Ocucoat,B&L)。随后将推注器伸入切口,将内皮植片注入前房。

3.8.2.4　放置移植片

将移植片展开比较困难。首先要保证移植片放在中央位置并朝上,注入大量 BSS 后开展。在这一步骤,维持浅前房可防止展开的移植片复原,然后注入小气泡使移植片位置固定并完全展开,或可将移植片铺平在虹膜上,在移植片下方注入空气,使移植片上移,并贴附于裸露的基质层。最后填充空气的时间需长于DSEK/DSAEK 手术。在气液交换前,需维持前房 30~40 分钟。

3.8.2.5　并发症

DMEK 手术的并发症见表 3.8。

3.8.2.6　DMAEK

DMAEK 手术方式将微型角膜刀切割深板层和大泡技术剖切结合起来,使后弹力层/内皮层移植片的边缘有浅薄的基质环,这种方法把后弹力层/内皮层移植的优势结合起来,更利于操作,在前房中展开移植片也更加方便。

3.8.3　DSAEK 联合手术

可以将后板层角膜移植术(DSEK、DSAEK)与超声乳化摘除白内障结合起来,作为新的联合手术。优势在于在一个手术中就可以完成,并且视力可快速提高;缺点在于很难估计术后的屈光不正,可能引起较明显的屈光不正,术后炎症程度更重,并且移植失败的风险增高;同时这种方式将延长手术时间,可能需要将长效的局部麻醉药物如左布比卡因用于阻滞麻醉。

表 3.8　后弹力层角膜内皮移植术的并发症

DMEK 并发症
植片准备过程中后弹力层撕裂。若撕裂范围在中央区 9mm 以外,植片还可利用并改行 DSAEK 或 DSEK 手术
植片局部或完全脱位。常见于术后几天(最长 2 周)。可通过再次向前房打入气泡处理
原发性移植失败
由空气泡或者使用局部类固醇类眼药水引起的瞳孔阻滞性青光眼(发病率最高达 15%)。瞳孔阻滞可通过术前行 YAG 激光虹膜周切术预防,一旦出现,可通过散瞳和(或)从前房刺口放气来进行处理
排斥反应不常见,发病率为 3%~10%(亚洲人比白种人多见),并且往往可通过加强局部类固醇点眼治疗

3.9　术后处理

3.9.1　治疗及随访

角膜移植术后并发症若未得到及时发现并处理,可导致移植失败并降低未来再次移植的成功率,因此患者术后需要经常进行仔细及频繁地随访观察。患者必须在术前意识到这一点,在患者不能或不愿意配合随访的情况下,应避免手术。患者应意识到,提示感染或排斥反应的症状(疼痛、畏光、眼红、视力下降)应视为严重威胁视力的急症,甚至需紧急入院治疗。应向患者提供紧急联系电话,以便进行及时的随诊。

3.9.1.1　角膜移植术后随访的优先顺序

1.预防、及早发现并处理感染。

2.治疗新发的或已存在的合并疾病,特别是青光眼。

3.视功能的恢复,包括屈光不正的治疗。

3.9.1.2　局部治疗(类固醇及抗生素)

患者术后应常规应用类固醇及抗生素滴眼液,并可佩戴角膜绷带镜。其具体治疗方案可根据手术者的经验及病例的危险分类决定,包括是否首次进行移植手术及术前有无角膜新生血管形成(表3.9)。

3.9.1.3　缝线的拆除

对于穿透性角膜移植术,缝线的拆除约在术后12个月进行,而DALK术后的拆线可适当提前,约在术后9个月进行。部分医生倾向于更长时间地保留缝线(术后18~24个月),尤其是年龄较大的患者,除非提早拆线对患者的视力恢复有明显帮助。

有些医生提倡在拆线之前停止类固醇类药物的应用,而另一部分医生在拆线之后仍予低剂量类固醇类的持续应用。拆除缝线之前必须进行伤口愈合程度的评估,因为植片与植床之间连接不够紧密可能导致伤口的裂开,这多见于年龄较大或长期使用局部或口服类固醇的患者,对于这类患者,长期保留缝线并对断裂、感染等缝线相关问题保持警惕更为安全。在植片与植床交界出现纤维环提示伤口的完全愈合。

缝线可在裂隙灯下拆除,但若计划拆除一根或者多根间断缝线,在手术显微镜下进行拆除对患者及手术者来说往往更为舒适。当拆除所有缝线,患者必须在1~2天内复诊以便检查伤口有无渗漏或切口裂开,并在6周后检查屈光度及角膜地形图,以便使用角膜接触镜或眼

表3.9　角膜移植术后的局部点眼治疗

标准治疗(低风险患者,如圆锥角膜患者的第一次移植术)	强化治疗(高风险患者,如受捐者为眼表感染患者)
不含防腐剂的0.5%氯霉素滴眼液每日4次,在术后3周应用	不含防腐剂的0.5%氯霉素滴眼液每日4次,在术后3周应用
不含防腐剂的0.1%地塞米松滴眼液每日4次,术后使用4周;再持续使用4周后改为每日3次,使用4周;再改为每日2次,使用4周;最后改为每日1次,使用4周。然后改为0.1%氟米龙滴眼液每日4次,使用4周后改为每日3次,使用4周;再改为每日2次,使用4周;最后再改为每日1次,使用4周后停药	不含防腐剂的0.1%地塞米松滴眼液每日4次,术后使用4周;改为0.5%泼尼松龙磷酸钠滴眼液逐渐减量使用,先是每日4次,使用4周后改为每日3次,使用4周;再改为每日2次,使用4周;最后改为每日1次,长期使用

镜矫正屈光不正。

3.9.1.4　角膜缝线的选择性拆除

角膜缝线的选择性拆除可视为视力恢复过程中减少散光的重要环节,这需要在主觉验光及角膜地形图的指导下进行。为减少急性感染或排斥的风险,患者需要在缝线拆除后局部应用抗生素及类固醇1~2周。

3.9.1.5　断裂或松脱的缝线

发现断裂或松脱的缝线应尽快拆除,因为它们会黏附泪膜中的黏液,形成角膜血管化或成为感染及排斥的中心。

3.9.1.6　重新缝合

若植片植床交界处未完全愈合,缝线拆除后会有植片移位或切口裂开的风险。一经发现,植片应重新缝合。

3.9.2　其他治疗及用药

3.9.2.1　青光眼的处理

青光眼是角膜移植术后特殊的并发症,可由多种因素所致。角膜移植术后青光眼的发病率在9%~35%,可能的病因包括如下几种。

- 眼内炎症——葡萄膜炎、周边虹膜前粘连、虹膜后粘连。
- 缝线过长或过深损伤导致前房角结构改变。
- 小梁网的塌陷。
- 黏弹剂的残留。
- 局部类固醇的使用。
- 瞳孔阻滞(出现在DSEK或DSAEK)。
- 房水迷流。

青光眼是移植失败的特殊危险因素,所以监测及积极地治疗非常重要,这在角膜移植术后早期尤其困难,原因有以下几种。

- 眼压难以测量:不规则的角膜表面使Goldman眼压计的压平凹陷难以辨别及解读;

最初时中央角膜厚度可因水肿而增厚;大量的散光使操作者难以确定凹陷匹配的方向(水平方向或斜向);患者眼部炎症导致接触式眼压计的配合度不佳。

- 难以观察视神经。
- 由于近视力难以矫正或矫正视力不佳导致视野结果不可信。
- 医师的忽视:往往优先关注角膜情况、愈合情况和视力恢复情况。
- 患者的依从性:由于多次不同时间使用的多种滴眼液导致使用混乱。

将眼压的测量列入检查常规可加强角膜移植术后青光眼的评估及检测。

- 若Goldman眼压计凹陷不规则,Tonopen是一种可信及可耐受的选择。
- 患者无法进行视野检查但视盘可见,视盘及视网膜神经纤维层的连续OCT扫描可检测视神经乳头的结构性改变并界定青光眼的发生及进展。
- 书面的滴眼液使用说明将会使多数患者受益。

青光眼初期应使用局部药物治疗,最好是无防腐剂的制剂。在英国,前列腺素衍生物、β受体阻滞剂及碳酸酐酶抑制剂均不含防腐剂。若药物治疗效果不佳,可能需要施行过滤性手术,包括小梁切除术或引流管/引流阀植入术。板层角膜手术通常需要做可导致结膜瘢痕化的巩膜隧道切口,而这会使后期青光眼手术的失败风险增高,因此这类病例应视为高风险病例,最好与青光眼专家协作进行处理。

DSEK术后瞳孔阻滞是由前房内气泡引起,为预防这种情况,应避免在手术最后阶段注入过多气体,并且术中行下方虹膜周边切除(或术前使用YAG激光行虹膜切开术)。若瞳孔阻滞已出现,可通过散瞳来处理,必要时可从穿刺口放出少量前房气体。

3.9.2.2　疱疹病毒感染的处理

有单纯疱疹病毒性角膜炎(HSK)病史的患

者进行角膜移植术,可出现更多的问题,术前已存在的角膜敏感度下降、干眼症及角膜新生血管,都可降低角膜植片存活的概率。

术前应通过眼睑清洁措施及使用局部润滑剂使角膜环境保持最佳。突起的角膜血管可使用细针电热疗法或氩激光光凝术治疗,深层基质血管将增加日后移植排斥的风险。最好在角膜炎控制至少6个月后进行角膜移植术,术前可考虑预防性地口服阿昔洛韦。

术后患者在常规点用抗生素及类固醇类药物的同时,应预防性服用阿昔洛韦(400mg,每日2次)。阿昔洛韦及局部类固醇应持续使用12个月。阿昔洛韦的替代药物有伐昔洛韦(500mg,每日1次或2次),或泛昔洛韦(125~250mg,每日2次)。报道指出,穿透性角膜移植术后单纯疱疹病毒性角膜炎的复发率为15%~47%。

植片可出现病毒的再次感染(图3.33和图3.34),但单纯疱疹病毒感染也可在无既往感染史的患者中发生,并导致移植失败,这有可能归因于受体或供体角膜的潜在病毒感染。复发与初次感染难以区分,临床医生应注意发现供体角膜的树枝状角膜溃疡或较大的角膜后沉积物以及受体的角膜水肿,并及时予局部类固醇及抗病毒治疗。单纯疱疹病毒性角膜炎的复发可增加角膜排斥及移植失败的概率。据报道,1年内排斥率达29%,2年内排斥率达46%,但植片仍有存活可能(1年及2年内存活率分别为84%及67%)。由于单纯疱疹病毒性角膜炎的疗效提高及患者的合理选择,过去几十年内需再次移植的概率已减少(在20世纪70年代、80年代及90年代分别为50%、22%及6%)。

3.10 并发症

3.10.1 PKP术中并发症

3.10.1.1 环钻切口偏位

若环钻定位不准确,角膜曲率极度不规则,如严重的圆锥角膜,可出现环钻切口偏位。角膜中心应在环钻及十字标志线放置之前仔细标记。在各子午线上环钻与角膜缘间的距离也可帮助居中定位。环钻的最佳位置应在使用真空前确定,否则可形成角膜切痕,这种情况下若手术者需重新定位环钻,就难以避免环钻回到原来的位置。真空吸附不足可导致环钻滑动并造成植床定位不对称。环钻偏位很可能引起散光及其他视觉像差问题如彗形像差等,并可

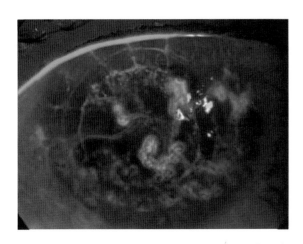

图3.33 单纯疱疹病毒(HSV)感染角膜植片(荧光素染色)

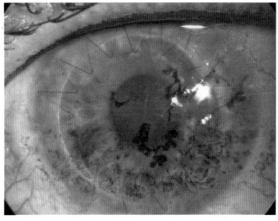

图3.34 单纯疱疹病毒(HSV)感染角膜植片(孟加拉红染色,与图3.33为同一患者)

增加排斥的风险。

3.10.1.2　后弹力层残留

在角膜水肿的情况下，如人工晶体植入术后大泡性角膜病变，受体角膜的层间容易分离，环钻可使后弹力层与基质层分离，使其未能完整切开而是残留在后方，形成假前房。使用剪刀完成受体的角膜切除可能会推开残留的后弹力层，使其与基质边缘分离。如果未能发现，全层角膜植片缝合后，供体角膜内皮将严重损伤而导致移植失败。残留的后弹力层必须在植片放置之前发现，必要时可使用钻石刀片或剪刀切除。

3.10.1.3　脉络膜上腔出血（伴或不伴有驱逐性眼内容物脱出）

罕见（<0.5 %）但毁灭性的并发症，其危险因素包括动脉粥样硬化、年龄增大、高血压、青光眼、抗凝血治疗以及局部麻醉。配合度不佳的患者也具有较高的风险，如语言不通、难以保持不动或严重咳嗽的患者，应尽可能对风险因素进行评估和处理。一开始进入眼内的穿刺口应谨慎操作，避免眼内压的急剧下降，并尽可能地减少眼球开放的时间。如怀疑驱逐性的出血（表现为暗黑的脉络膜脱离或眼球内容物的前移），需尽快关闭眼球，必要时可用手指闭合。如果眼内容物不能归位或难以形成前房，可行后巩膜切开放出积血，当情况稳定下来，眼球必须完全封闭，所有向前突出的眼内容物必须回纳眼内。一般视力预后非常差，并且发生继发性青光眼的可能性较高。

3.10.1.4　选用不合适的环钻

若环钻选择不合适或混淆使用，可能使切下的植片相对于植床尺寸过小，如果植床角膜还未切开，可选择更合适大小的环钻替代；如果植床角膜已经环切，植片的缝合需十分注意避免术毕伤口渗漏；较大度数的屈光不正，尤其远视，是其必然结果。为闭合伤口

使用过紧的缝线也很可能使前房角变形并引起术后青光眼，今后可能有必要更换合适大小的植片。在极端情况下，可能需使用环钻切下的受体角膜替代过小的供体角膜，暂时性地缝合眼球。

3.10.1.5　损伤透明晶体（有晶体眼患者）

疏忽大意导致手术器械与晶体前囊膜接触，可导致有晶体眼患者发生白内障，尤其在前囊膜破裂的情况下。术前应使用2%毛果芸香碱滴眼液缩小瞳孔，以保护晶体。控制进入眼内的操作及小心使用器械能减少意外接触并损伤晶体的机会。

3.10.1.6　缝线相关并发症（位置）

过长的缝线，尤其是太接近角膜缘，可增加青光眼、新生血管及排斥的风险；太短的缝线则难以旋转埋线，并且对组织位置的固定作用欠佳；过紧或过松的缝线可增加散光并有断裂的风险。未能放射状（垂直于切口）的缝合会增加变形及散光。太浅的缝线会形成后部切口缝隙，而太深的缝线可穿透角膜并增加眼内炎的风险。

3.10.1.7　连续缝合相关并发症

连续缝合可能在完成之前出现断裂，这种情况下可把断端打结接上，但这会使缝线有两个线结，并且很难令两个线结均能埋好而不引起张力不均匀。操控缝针时应注意不要使持针器与针尖接触，否则将使缝针变钝，其后的缝线难以通过。缝针通过时使用过大的旋转力很容易使缝针弯曲，使用双头缝线可保证在其中一个缝针不可用的情况下完成缝合。

3.10.2　DALK 术中并发症

3.10.2.1　分离时穿透后弹力层

使用 Melles 法做过深的板层分离时有后弹力层穿透的风险，如果穿通口很小并且很周

边,可继续手术,但穿通口较大时可能需要改行穿透性角膜移植术。如果原本存在后弹力层的薄弱区,在大气泡形成过程中的压力可能使薄弱区的后弹力层撕裂,此时必须改变式式,行穿透性角膜移植术。

3.10.2.2　全层环钻切口

若后弹力层没有充分后移,环钻深度可能超出基质层并穿破后弹力层,这种情况下可改为行穿透性角膜移植术,或缝合角膜切口并至少等待 1 个月,后弹力层伤口愈合后,可再次通过板层剖切行 DALK。

3.10.2.3　环钻切口过浅

未能切除足够深度的基质可导致移植愈合后的层间混浊,这种混浊虽可逐渐消退,但有降低视功能的风险。

3.10.2.4　后弹力层暴露不充分

在注入气泡及基质切除后未能清除后弹力层前的基质组织,可能导致层间混浊,要拿捏好尽可能清除基质组织和避免穿透后弹力层之间的平衡。

3.10.2.5　未能形成大气泡

气体可能向基质渗漏,反向沿缝针路径或通过小梁网进入前房。气体进入基质将导致其混浊并影响进一步形成大气泡和行板层切开的手术视野。在形成大气泡时可进行 2~3 次尝试(在角膜周围的不同位置),但如果尝试均未成功,那就需要行连续板层剖切以去除基质。

3.10.2.6　气体通过小梁网进入前房

在大气泡形成过程中,气体有时未能将基质与后弹力层分离,却反向穿过基质层并通过小梁网进入前房,术者可在切口附近的其他起点形成大气泡。尚未明确这种情况是否破坏小梁网并导致术后更容易发生青光眼。

3.10.2.7　层间残留物或血液

任何残留在植片与植床层间的物质都可降低最终视功能。植床应在植片放置之前彻底冲洗,受体角膜基质血管的持续出血可使用微烧灼(注意不要使基质边缘变形)、局部去氧肾上腺素或肾上腺素处理。

3.10.2.8　缝线过浅或穿透

缝线定位不良可增加术后散光。由于保留受体的后弹力层,缝合时不需要过多考虑伤口水密性,缝线也不必像 PKP 那样紧。然而,仍应追求最佳的缝线张力及位置,以得到更理想的术后屈光状态。

3.10.3　DSEK 术中并发症

3.10.3.1　分离过程中供体组织损坏

后部板层植片的准备过程要求一定程度的操作技巧,操作不当可能产生永久的内皮损伤。在过深的层次进行手工剖切可能会穿透后弹力层;将植片置于人工前房上的操作可损伤内皮细胞;当组织从存储介质取出,内皮细胞容易遭受代谢应激,故取出时间应尽可能少,并尽快将植片放回存储介质中。

3.10.3.2　手工分离不理想的植片形态

通过手工剖切准备供体植片需要相当高的手术技巧,分离过程中可能会出现切片太厚或剖面不均匀的情况。植片太厚可引起远视,并可使前房角变得拥挤,增加青光眼发生的机会。中央明显薄于周边的植片相当于一个微透镜,同样可引起远视漂移;不对称的植片可引起散光或高阶像差,例如彗形像差。

3.10.3.3　内皮损伤

内皮损伤可在折叠植片或置入推注器进行转移时发生,应尽量少及轻柔地接触植片组织。

3.10.3.4 受体后弹力层剥离不彻底

若植片贴附范围内的后弹力层没有完全去除,植片贴附可能不佳,并导致角膜水肿及视力不佳(尽管一些报道称不进行撕除也达到成功的效果)。

3.10.3.5 损伤晶体(有晶体眼患者)

在有晶体眼的患者,由于前房空间有限,将植片移入的过程较为困难,可能损伤晶体和(或)植片。很多手术医生宁可在摘除晶体并且等待眼内炎症稳定后再行 DSEK;有些手术医生会联合施行三个术式:白内障摘除、人工晶体植入及 DSEK。这一做法的优势在于只需一次手术,但人工晶体的度数难以预测,并且眼内炎症可能危害植片的存活。

3.10.3.6 气泡引起的眼压过高

放置植片后注入前房的气泡可充分升高眼压,顶压植片使其紧贴并黏附,这可能对视网膜血管及视神经乳头产生不良影响(血管闭塞),在晚期青光眼患者中应减少使用。

3.10.3.7 接触面黏弹剂残留阻碍植片黏附

前房内黏弹剂必须在植片植入之前清除干净,否则可残留在植床及植片的接触面,妨碍植片的黏附。弥散型黏弹剂难以确保彻底吸出,应避免在 DSEK 术中使用。

3.10.4 PKP 术后并发症

3.10.4.1 伤口渗漏

伤口渗漏可通过 Seidel 试验发现,并可表现为扁平或浅的前房。小的渗漏可通过佩戴角膜绷带镜闭合,但大量的渗漏则需要重新缝合。

3.10.4.2 炎症(尤其是小儿移植)

必须使用局部类固醇控制炎症,然后根据

临床疗效调整用药频率(图 3.35 和图 3.36)。未控制的炎症是移植排斥的危险因素(需要使用全身的类固醇治疗)。

3.10.4.3 青光眼

眼压升高一开始可予局部点药治疗,但后期可能需要滤过性手术治疗。

3.10.4.4 内皮排斥反应

到目前为止,移植排斥反应的最常见类型为内皮排斥,随后是上皮排斥和基质排斥。内皮排斥发生在至少 2 周的植片透明期之后,内

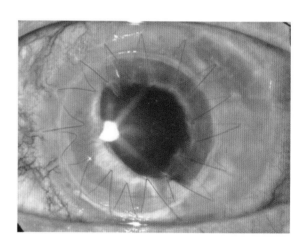

图 3.35 PKP 术后 1 个月眼部严重炎症,伴 8 点位缝线松脱

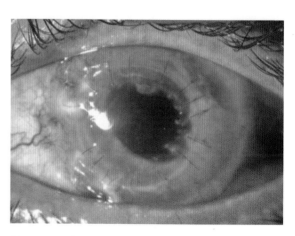

图 3.36 不断进展的炎症及更换的缝线 (与图 3.35 为同一患者)

皮排斥的平均发生时间是术后 8 个月,亦有迟发的病例,如 20 年之后。临床上典型病例可见一明显的界线,划分出向前进展的免疫反应区(Khodadoust 线),该标志线往往有色素沉着,由于内皮细胞的丢失,超过进展区的角膜往往水肿。治疗上可应用加强的局部类固醇(如不含防腐剂的 0.1%地塞米松,每小时 1 次),辅以口服或静脉滴注甲泼尼龙 500~1000mg(根据体重),每日 1 次,应用 3 天。治疗反应主要是通过视力、临床检查及角膜厚度测量来观察。免疫反应会破坏角膜内皮细胞,导致角膜内皮细胞密度减少,因此迅速控制排斥反应才是最理想的疗效。内皮排斥反应的反复发作会导致内皮细胞维持植片脱水性及透明性的功能不全,从而引起移植失败。移植排斥是由 T 淋巴细胞引起的,全身应用 T 淋巴细胞抑制剂如环孢素 A 及他克莫司作为类固醇治疗的辅助药物,已被证明可减少高风险病例的排斥风险,并可治疗对类固醇治疗不敏感的移植排斥病例。

3.10.4.5　上皮排斥反应

上皮排斥反应多数发生在角膜移植术后 1 个月,平均发生时间为术后 3 个月,大多数在术后第 1 年内发生。这个类型的排斥很少导致移植失败,并且预后良好,有时上皮排斥可预示着内皮排斥反应。在裂隙灯下,可见角膜上皮有一条细的排斥线,在几天内从周边的植片植床交界处附近向中央移动,最终穿过整个植片,这一微隆起的排斥线可被荧光素及孟加拉红染色。炎症程度很轻或没有炎症,首要的治疗是按时滴用局部皮质类固醇。

3.10.4.6　基质排斥反应

基质排斥反应很少见,但可导致移植失败。裂隙灯检查表现为植片不一致的深基质水肿浸润,伴有眼部炎症及进展的新生血管。

3.10.4.7　移植失败

原发的移植失败(在 PKP 中发生率为 1%)

导致从术后第 1 天就持续存在的角膜水肿混浊。继发移植失败的角膜植片最初表现健康,但数年后逐渐出现混浊及增厚,且没有活动性排斥反应的表现(图 3.37)。

3.10.4.8　上皮持续缺损

上皮的完整愈合对术后恢复至关重要,因为在愈合之前的植片非常容易受感染的侵袭。如果愈合延迟超过 1 周,前弹力层可受损并导致浅层混浊;如果延迟时间更长,可出现基质融解导致表面粗糙并损害日后的视功能。所有角膜神经的横断将减慢上皮再生,所以必须通过人工泪液的补充、眼睑清洁措施、预防性抗生素的应用及炎症的控制使眼表环境处于最佳状态,术者也可考虑封闭泪小管及佩戴角膜绷带镜以促进愈合。对于顽固的严重上皮缺损,施行睑缘缝合术可促进愈合;可使用肉毒杆菌毒素注射提上睑肌,人为造成上睑下垂以保护角膜,但患者必须明白要等新的神经肌肉接头处合成,效应才能逐渐消失,可能需要数月的时间。推荐剂量是 5~10U 的 Botox(英国马洛 Allergan 公司)或 20U 的 Dysport(Ipsen 公司,斯劳,英国),需注意剂量上的差异:2.5U 的 Dysport 等于 1U 的 Botox。注射时使用 30G 的胰岛素注射针头,从上眼睑皮肤进针,向眶缘偏内侧的眶顶部注射。

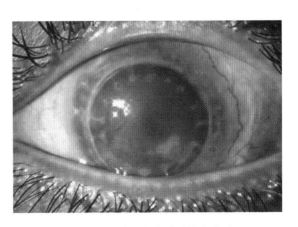

图 3.37　穿透性角膜移植术失败

3.10.4.9 植片新生血管化

植片新生血管化将使其丧失免疫赦免并显著增加排斥风险,这可能由既往炎症(例如化学伤、睑缘炎、类风湿疾病)或由植片导致的炎症(例如感染性角膜炎、黏附黏液的松脱缝线)引起。术前使用局部润滑剂和(或)类固醇类点眼,进行眼睑清洁甚至必要时使用全身免疫抑制剂,可使眼表炎症得到较好的控制并降低血管化的机会。术后一旦发现松脱的缝线,必须去除,并且角膜溃疡应使用加强的抗生素或抗病毒药物积极治疗;如果能发现分支血管,术前可应用细针微烧灼或氩激光光凝术处理。

3.10.4.10 缝线相关并发症

松脱或断裂的缝线(图1.10)既对伤口的稳定毫无益处,又易导致感染,故应及时拆除。如果连续缝线在早期就松脱(也就是在伤口充分愈合之前),可在植床边缘置入一条拉紧的圈套缝线,环形穿过连续缝线,以达到恢复足够的缝线张力的目的。如果过早出现松脱,必须观察植片边缘有无移动或裂开,必要时重新缝合。出现血管化的间断缝线应考虑提早拆除,以预防新生血管超越植片与植床的交界处;出现渗出物的缝线(图1.11)应予以拆除,并注意不要将渗出物拖至植片内。植片中缝线的痕迹可瘢痕化,尤其在炎症性的眼病较常见(图3.38),是不严重的并发症。

3.10.4.11 植片裂开

植片早期的裂开可能由愈合不佳导致,而后期的则可因外伤所致。在年龄较大或使用局部类固醇的患者,在准备拆除缝线之前,应认真评估植片与植床间的愈合情况。如果愈合不佳,可能需要长期保留缝线,预防伤口裂开。植片植床交界处将一直是角膜的薄弱点,因植片无法具有自体角膜的强度。因此,应建议行穿透性角膜移植术的患者避免进行可能导致外伤的接触性的运动项目或活动,并且建议常规

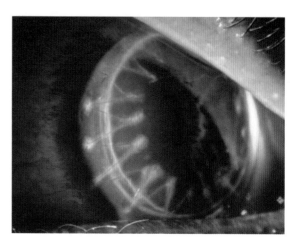

图3.38 PKP术后5个月严重的缝线瘢痕

佩戴树脂防护眼镜。

3.10.4.12 角膜知觉减退

全层的环钻切开会切断所有的角膜神经,因此角膜知觉会减退直到神经再生长。植片在上皮愈合之前易被感染,而知觉的恢复是实现上皮健康完整的重要前提,这需要一段时间,而在一些患眼难以得到满意恢复。

3.10.4.13 干眼症

干眼症可因炎症及角膜知觉减退而加重,需通过眼睑清洁措施、泪液补充和(或)必要时泪小点栓塞来处理。

3.10.4.14 上皮植入

进入植片植床之间及前房内增殖的上皮细胞可逐渐向中心发展并覆盖内皮,导致继发移植失败,常发生在穿透性角膜移植术后3个月内,是伤口裂开后的一个潜在风险,上皮植入也可引起青光眼、房角关闭及炎症。它与内皮排斥中所见的典型色素性排斥线难以区分,在假定的内皮排斥对类固醇治疗无反应时,应怀疑为上皮植入。

3.10.4.15 无菌性角膜融解

在上皮延迟愈合、慢性干眼症或炎症控制

不佳的患者,有出现此类并发症的风险。免疫调节剂和蛋白水解酶破坏基质胶原结构,导致角膜表面不规则及随后的继发感染。

3.10.4.16　角膜散光

很多因素可导致角膜移植术后散光,包括缝合技术不佳、植片植床的大小及厚度不匹配、不稳定的缝线张力和方向、植片植床间愈合不一致。处理方法见后述。

3.10.4.17　白内障

任何干扰眼内环境的手术都可增加后期白内障形成的风险,尽管在穿透性角膜移植术的发生较其他术式为少,晶体在术中也容易被直接损伤,但通过术前局部点用2%毛果芸香碱滴眼液缩瞳可减少其发生。

3.10.4.18　Urrets-Zavalia 综合征

不常见的并发症,以永久的瞳孔无力散大为特点,推测是由术中或术后眼内压升高(或大气泡技术)导致虹膜缺血引起的,特别多见于圆锥角膜患者。推荐的治疗方法是联合应用交感神经阻滞剂和拟副交感神经类滴眼液。

3.10.4.19　感染

穿透性角膜移植术后, 轻微的缝线感染(图1.11)非常常见,可通过拆除一根间断缝线并频点局部抗生素治疗。

由于知觉减退和眼表干燥,植片也很容易受到角膜溃疡的侵袭,这是排斥反应的主要危险因素,应予以积极治疗,应刮除部分溃疡组织进行微生物检验及每小时频点广谱抗生素。可考虑入院治疗。

结晶状角膜炎(图3.39)可见于长期类固醇治疗的患眼(如角膜移植术的患眼),应怀疑感染的可能 (表皮葡萄球菌、草绿色链球菌等)。治疗上应停用类固醇并从一开始点用局部抗生素(如氧氟沙星)。

在一些罕见的病例(穿透性角膜移植术中

发生率为 0.08%~0.77%),可出现术后眼内炎。在术中同时行白内障手术及人工晶体植入,尤其是需行前段玻璃体切割术的患者,眼内炎的风险增高,术毕用头孢呋辛行前房内或结膜下注射可减低风险,通常发生于术后 72 小时内。一旦怀疑眼内炎,应予积极的玻璃体取材,使用抗生素行玻璃体腔内注射及全身应用。

3.10.5　DALK 术后并发症

深板层角膜移植术后可发生许多与穿透性角膜移植术后类似的并发症,包括青光眼、炎症、角膜知觉减退、缝线相关并发症 (图3.40)、上皮持续缺损及干眼症。

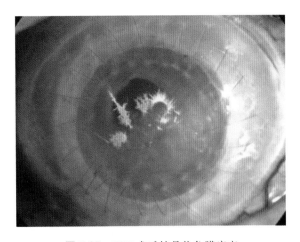

图 3.39　PKP 术后结晶状角膜病变

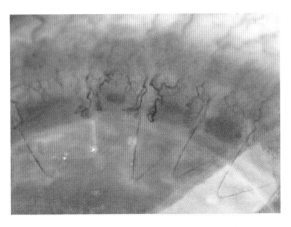

图 3.40　DALK 术后严重缝线相关炎症

3.10.5.1 层间液体或黏弹剂残留

术中后弹力层微穿孔可使术后液体渗漏至层间，阻碍植片黏附(图 3.41)，通常是自限性的，可在几天内吸收。如果积液继续增加，可能需要向前房内注射空气泡或膨胀气体(如氟化硫)，这可能引起瞳孔阻滞。但保持瞳孔散大并注意填充前房的气体不要超过容量的一半，可减少这一并发症的发生。

3.10.5.2 植床皱褶

角膜植床皱褶是由于供体组织的机械压力所致，通常在术后数周后消失。

3.10.5.3 层间混浊

如果受体的后弹力层未充分暴露，植片植床交界面的残留基质组织可导致植片愈合过程中形成层间混浊。未充分冲洗清除的异物，也可残留在层间并降低植片透明度及视觉质量。

3.10.5.4 上皮植入

如果上皮在伤口关闭之前嵌顿在手术伤口内，可引起植片植床间的上皮增殖，导致植片透明度下降。

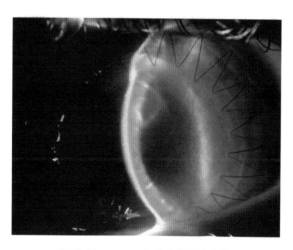

图 3.41　DALK 术后后弹力层分离

3.10.5.5 移植排斥

因保留受体的内皮组织，可避免内皮排斥反应的发生，但是上皮排斥和基质排斥依然可发生，尤其是植片炎症过重或感染，这种情况下需行穿透性角膜移植术治疗。

3.10.5.6 角膜散光

深板层角膜移植术所致的散光一般较穿透性角膜移植术要小，并且可在术后的更早期进行处理(见下文)。

3.10.6　DSEK 术后并发症

3.10.6.1 植片皱褶

薄的供体植片在黏附于受体基质的过程中可能形成皱褶，应及时处理，可使用表面光滑的工具，如 Rycroft 套管或特制的滚轴装置，按摩角膜表面，使植片伸直。当前房只有部分气体填充时，操作较容易。植片皱褶在术后可有一定程度上地消失，但主要的褶皱条纹可永久存在，使视觉质量下降。

3.10.6.2 瞳孔阻滞性青光眼

手术结束时，前房内填充过多气体可导致这一并发症。前房内最多只能填充一半容量的气体，以便液体可流出瞳孔及小梁网。如果怀疑发生瞳孔阻滞，可在裂隙灯下通过前房穿刺放出少量气体。

3.10.6.3 植片移位

DSEK 术后早期最常见的并发症是植片下滑(图 3.42 和图 3.43)，常因患者在植片黏附牢固之前坐起而导致。因此，建议患者在从手术室转移至病房的过程中保持仰卧位直到术后至少 2 小时。植片可完全分离，也可部分黏附于受体的植床。术者需将患者带回手术室并将植片重新附着，通过前房穿刺口将空气注入前房，使用原来的操作方法将植片定位。进一步的气体填充及保持更长时间的仰卧位往往可更好地保证植片的黏附。

3.10.6.4 移植排斥

内皮排斥仍可发生,但较穿透性角膜移植术明显减少,因为初期炎症程度更轻;局部类固醇可长期应用,而不必像穿透性移植术那样担心植片愈合受到损害。需监控继发性青光眼的发生,但这在使用低效制剂如氟米龙的患者中并不常见。

3.10.6.5 移植失败

在 DSAEK 中,原发性移植失败发生率为10%~30%,仅次于植片移位(图 3.44)。涉及准备供体植片及转移植片的操作均意味着内皮细胞的明显创伤。操作过多将增加原发性移植失败的发生率,因此自始至终应非常注意。研究显示,无论如何谨慎操作,在术后 1 年内皮细胞的丢失仍较穿透性角膜移植术显著(表 3.10)。

3.10.7 角膜散光处理

角膜移植术后的视觉康复旨在恢复光学透明性及处理屈光不正。显著的散光很常见,尤其是穿透性角膜移植术(图 3.45),而如果是不规则散光,对恢复有用视力将造成一定难度。术后早期角膜形态的波动将在术后 3~6 个月稳定下来,这是评估散光的合适时间。应评估患者的屈光度和角膜地形图,如果散光度数不大且为规则散光,并且没有明显的屈光参差,应予佩戴框架眼镜矫正。患者需知道眼镜度数在数月后很可能会改变,尤其在术后 12~18 个月拆除缝线后。

3.10.7.1 缝线调整

如果是连续缝合,在最初 6 周内调整缝线可减少过大的角膜散光,超过这个时间再进行缝线调整作用不大,因为植片植床间的伤口愈合使角膜变硬,限制通过缝线张力调整改变角膜形态的效果。缝线调整最好使用手术显微镜,

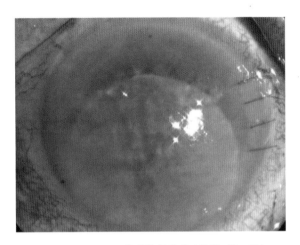

图 3.42 DSAEK 术后植片移位(早期,第一天)

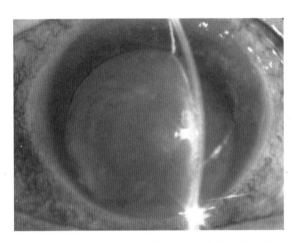

图 3.43 DSAEK 术后植片移位(术后 6 个月,长期失访)

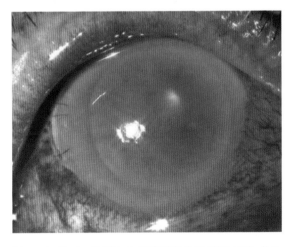

图 3.44 Fuchs 角膜内皮营养不良患者行DSAEK,术后10 周移植失败

表 3.10　移植排斥率、内皮细胞丢失和术后屈光状态

	PKP	DALK	DSEK
排斥发生	15%~25%	10%~15%	5%~8%
	(1/5 为不可逆)		(1/3 无症状)
内皮细胞			
丢失			
1 年	15%~37%		30%
5 年	60%		40%
术后平均	4~5D	4~5D	1~2D
散光			
术后平均等	−1.5D	−4D	
效球镜度			

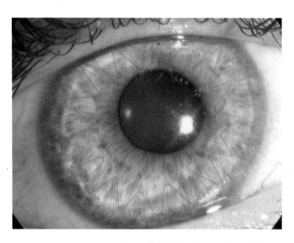

图 3.45　PKP 术后,不规则的缝线造成 5D 的角膜散光 (实习医生)

在角膜镜的指导下进行。应顺着方向拉出缝线,在扁平的子午线上拉紧并在陡峭的子午线上放松,注意不要扯断缝线——如果已经断裂,则需要重新缝合,也可接合一段缝线并重新进行一段缝合,避免更换整根缝线。

如果为间断缝合,可根据屈光检查及角膜地形图选择性拆除。可在裂隙灯下拆除陡峭子午线上的一根或多根缝线,配合局部使用抗生素及类固醇,其缺点是要想充分改善散光,可能需要多次这样的操作,也可等到后期将所有缝线同时拆除,相比较而言,分次拆除在视力恢复上基本没有优势。

3.10.7.2　眼镜和角膜接触镜

一旦缝线全部拆除,角膜地形图可稳定下来,这时进行散光评估更为可靠。如果是规则散光,眼镜是矫正屈光不正的最简便方法,小度数的不规则散光可通过佩戴硬性角膜接触镜处理。然而,有些患者无法接受这类治疗措施,需要进一步手术治疗。大度数的散光也可通过眼镜或角膜接触镜矫正,但是可能引起明显的视物变形,并且矫正后在功能上可能达不到有用视力。

3.10.7.3　弧形角膜切开术

弧形角膜切开术(AK)可有效减少大度数的规则散光(图 3.46),也可联合应用准分子激光来治疗大度数的不规则散光。AK 可矫正多达 4D 的散光,并且如果需要矫正更大度数,可联合垂直方向的加压缝线,使切口保持向外张力,增强矫正效果。可使用精确深度引导的刀片或飞秒激光行弧形切口。一般来说,应用厚度测量仪指导切开的深度,例如能显示角膜各位置厚度的 Visante 角膜厚度图,以切开 95% 的厚度为目标。不彻底的切开会减弱它的效果。散光轴位应在患者处于坐位时标记,以避免眼球旋转引起的误差。切开位置多在植片植床交界处以内,但部分医生在更近角膜缘的位置切开。应用 AK 列线图可增加结果的可预测性,但是由于角膜愈合过程的多变性和角膜固有顺应性的存在,结果仍具有不可预测性。可使用桌面立式的角膜曲率仪检查散光的变化,如果改变不充分,可尝试向切口内灌注以进一步扩大缺口。在干眼症的患者中,切开可能引起基质融解。最后局部应用抗生素及类固醇以避免感染及排斥。

3.10.7.4　准分子激光

准分子激光适合高达 6D 以上的规则或不规则角膜散光,可与 AK 联用治疗超过 6D 散光,并且可同时矫正近视或远视。激光切削要

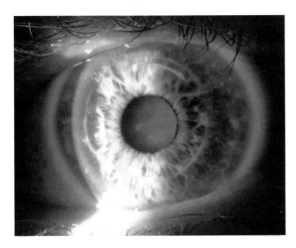

图 3.46 PKP 术后使用弧形角膜切开改善散光(从 5D 变为 2D)

求在切削大约 300μm 的厚度后仍剩余足够厚度的基质床,因此必须有足够的角膜厚度。优先技术方法是 LASEK 联合丝裂霉素的应用,可避免角膜瓣相关并发症, 如角膜瓣移位、融解或弥漫性层间角膜炎。这种方法对偏薄的角膜更安全,并且因为较少损害角膜神经,能减少干眼症的加重。如果施行 LASIK,应分两个步骤进行。例如,在第一阶段,先切下角膜瓣复位,接着做角膜地形图,最后行波前像差扫描,以分析切瓣之后的屈光变化;在第二阶段,将瓣掀开并实施切削。植片植床交界处的张力不平均可导致角膜瓣的愈合及屈光结果均难以预测。当角膜瓣被切下并掀开时,可能松解部分张力, 作用于角膜基质层的力量可能改变,并导致不恰当的切削治疗。在 LASEK 和 LASIK 中,均需在手术后给患者佩戴角膜绷带镜,要求患者应用不含防腐剂的局部抗生素、类固醇及泪液补充制剂,并严密观察上皮的愈合情况及有无感染或干眼症的征象。

3.10.7.5 散光人工晶体植入

不同类型的散光人工晶体(IOL)可用于有晶体眼患者的规则角膜散光(而且也可能用于不规则散光)。虹膜夹持型人工晶体, 例如

Verisyse、Artisan 或 Artiflex 是设计用于有晶体眼患者,并且可通过小切口植入。即使是晶体没有混浊的患者,也可行透明晶体摘除联合囊袋内散光 IOL 植入术并从中受益,典型的散光晶体包括 AcrySof SN60TT 散光 IOL 和 Rayner T-Flex IOL(图 3.47)。定制的散光 IOL 适合矫正 PKP、DALK 及 DSEK 术后大度数的规则散光、近视及远视。手术前,在裂隙灯下标记 0 度水平参考线,行巩膜隧道切口或角膜缘切口可使切口所引起的散光减到最小,通过切口植入散光 IOL, 需要特别注意不要进一步损害内皮细胞,并尽量降低术后炎症程度。有晶体眼患者行虹膜夹持型 IOL 植入术前应行角膜内皮密度 (ECD) 检查及前房特征测量 (例如使用 OCT 或 Pentacam)以确保手术的安全,术后应每年检查 ECD。对于角膜移植术后人工晶体眼的患者,较小度数的屈光不正可通过附加睫状沟固定型的人工晶体(如 Rayner Sulcoflex 球面或散光晶体,图 3.48)来矫正。

表 3.11 概括了角膜移植术后常见的矫正散光的方法。

3.11 角膜移植术后结果

3.11.1 植片存活

植片的存活指角膜保持光学透明,没有内皮失代偿导致角膜水肿的征象。移植失败可是原发性的(移植后植片从未恢复透明)、迟发的原发性的(植片保持透明超过 2 周,随后在没有排斥的情况下出现混浊水肿) 或继发性的(通常由于同种异体移植的排斥)。国家角膜移植登记处记录的数据包括植片功能、排斥反应发作和移植术后多个时间点所行的附加手术,组成巨大的数据库,有助于更好地理解移植排斥和失败的过程和动态情况。

植片的存活受很多因素的影响,包括以下几种。

- 患者的行为,例如配合使用局部药物及

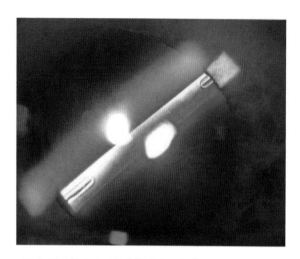

图 3.47 轴位在 40°的散光人工晶体(Rayner T-Flex)

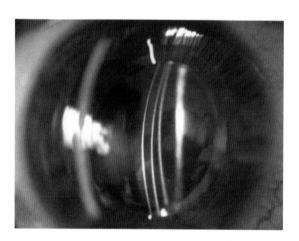

图 3.48 附加的散光人工晶体 (Rayner Sulcoflex Toric)

表 3.11 角膜移植术后矫正散光的方法

	高度数散光	低度数散光
规则	AK + 加压缝线	AK
	AK 之后植入散光 IOL 或 LASEK	LASEK/LASIK 或植入散光 IOL
不规则	AK 后行 LASEK	LASEK/LASIK

仔细洗手,可减少感染和排斥的风险。移植失败和排斥均在年轻患者中更常见:40 岁以下患者排斥和失败的风险是 40 岁以上患者的两倍。在 15 岁以下的儿童,首次移植 2 年内植片存活的概率低至 60%~70%。

• 没有眼部炎症病史的受体植床(如圆锥角膜),与有既往炎症史或新生血管的植床(如 HSK)比较,前者具有较高的移植存活率,而在炎症活动期进行的移植(例如因炎症性角膜融解或穿孔行急诊移植的)的预后则更差。周边虹膜前粘连也与较高的移植失败率有关。

• 谨慎的手术操作能最大程度增加内皮细胞的存活,与长期的植片存活有直接关系。

• 对术后并发症的正确处理能减少早期移植失败的概率。伴有青光眼患者的移植预后更差,应予充分地治疗。

• 时间因素:角膜移植的使用寿命有限,即使在并不复杂的病例,移植仍可能最终因慢性内皮细胞损耗减少(图 3.49 和图 3.50)而失败。如果随着时间的推移,需行多次角膜移植,那么每一次新的移植都将有更高的失败率。

移植失败的风险可在术前评估(表 3.12)。首次角膜移植的存活率取决于手术过程及相关适应证,如英国 2010 年角膜移植登记处的资料所示(表 3.13)。

对高危移植来说,具体情况的不同,危险分层和"高危"的定义上的困难,使我们很难将患者划分至不同的危险等级,这同样造成临床医生很难评估移植存活的可能性。然而,对于一些确定的高危移植来说,尽管使用局部及全身的免疫抑制药物,排斥的风险仍可高达 70%。

3.11.2 屈光结果

DALK 术后,散光的范围通常在 3~5D,与 PKP 术后比较,散光有轻微偏高且更规则的倾向。但总的来说,两组间没有太大差别。虽然有多种缝合技术旨在减少术源散光(包括间断缝合、连续缝合、双扭转/反扭转连续缝合和联合间断及连续缝合),但最后结果似乎没有明显不同。使用飞秒激光行植片的切开以及互补的受体角膜边缘切开,可使切口严密贴合,

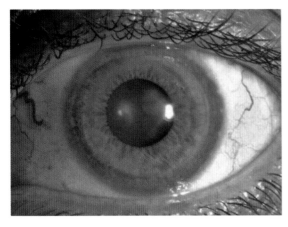

图 3.49　长期的移植成功：圆锥角膜患者行 PKP 后植片维持透明 20 年

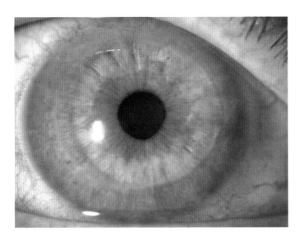

图 3.50　长期的移植成功：圆锥角膜患者行 PKP 后植片维持透明 18 年

即便应用更少及更不紧绷的缝线，仍能牢固愈合，这可能减少散光，并使愈合更快、缝线拆除更早。

移植眼等效球镜度取决于一些因素，包括术前屈光不正、供体角膜的散光、植片及植床大小、缝合技术（缝合的类型和松紧度）和任何术中或术后并发症。例如偏紧的缝线可导致角膜曲率的平坦并引起远视。

DSEK 术后常常有轻度远视漂移（大约 +1D），但有研究报道一般 DSEK 对屈光影响不大。

表 3.12　角膜移植术失败的风险

低风险 (90%成功)	中等风险 (50%~80%成功)	高风险 (>50%成功)
首次移植	反复移植	活动性炎症（眼瘢痕性类天疱疮，OCP）
无炎症	既往角膜炎症	急诊移植
无活动性眼表病变	角膜新生血管化	角膜缘干细胞缺陷
无角膜新生血管	晚期 Fuchs 内皮营养不良	既往移植失败
圆锥角膜	疱疹病毒感染性眼病	严重的化学伤
早期 Fuchs 内皮营养不良	幼儿	先天性青光眼
格子状角膜营养不良	斑状角膜营养不良	晚期干燥综合征
角膜瘢痕（非疱疹病毒引起的）	类风湿关节炎 先天性遗传性角膜内皮营养不良（CHED）	儿童

3.11.3　视力结果

PKP 和 DALK 术后视力的恢复很慢，应告知患者，可能要 1~2 年才能达到最佳的视力，在这个时间之后，视力预计可缓慢改善。DALK 术后的恢复较 PKP 术后快一些，并且散光更小。主观验光应在术后大约 3 个月进行，并且如果可以应佩戴角膜接触镜或框架眼镜，以尽量提高视功能。验光处方易有变化，应每 4 个月或在选择性缝线拆除后重新验光。

需特别指出，圆锥角膜的患者行角膜移植术后，6/6 或更佳的矫正远视力（CDVA）更多出现在 PKP 术后 1、2 及 4 年，PKP 术后视力好于 DALK。一般来说，两组间估计有 Snellen 视力表一行的差别。行板层剖切的 DALK 术后的 CDVA 不佳可能是由于不均匀的剖切、层间混

表 3.13　首次角膜移植术的移植存活率

时间	PKP	DALK	DSEK
1 年	圆锥角膜:97% Fuchs ED:97% 其他适应证:93%	圆锥角膜:97%	Fuchs ED:90%
2 年	圆锥角膜:95% Fuchs ED:93% 其他适应证:87%	圆锥角膜:94%	Fuchs ED:72%
5 年 (2011)	圆锥角膜:92%	圆锥角膜:90%	
10 年	圆锥角膜:>90% Fuchs ED:60% 非活动性 HSV:45% PBK:30%	圆锥角膜:>80%	

表 3.14　角膜移植术后的视力结果

	PKP	DALK	DSEK
平均 CDVA	6/6(20/20)	6/7.5 (20/25)	6/7.5 (20/25)
平均 CDVA ≥6/12 (20/ 40)的比率	圆锥角膜:90% Fuchs ED:50% PBK:20%	90%	90%
术后 5 年平均 CDVA >6/6 (20/20) 或 更好的比率	39%	29%	

浊或可导致光散射和混浊的层间残留的微粒异物所导致。有研究报道称使用大气泡技术的 DALK 术后 CDVA 较佳,表明层间混浊是限制因素,也就是层间越光滑视力越佳。一项最近的研究表明,在因多种病变行角膜移植术的患者中,PKP 组及 DALK(大气泡技术)组术后 1 年的视力及屈光结果基本相同(表 3.14)。

需要行单眼角膜移植(PKP 或 DALK)而对侧眼健康的患者应了解,即使术后屈光异常已积极处理,移植眼的图像质量仍可能永远无法与健眼一致,可能是由角膜移植引起的大量高阶像差所致。

DSEK(尤其是 DMEK)术后的视力恢复较快,可在术后最初几个月就有改善(DMEK 术后甚至更快)。在术后 1 个月,行 DSAEK 患者的视力比行 DSEK 患者的稍微好一些,但术后 3 个月时则没有差别。DSEK/DSAEK 术后的 CDVA 通常受到层间混浊的影响,但一般在术后 12~24 个月可逐渐消退。然而,如果术前存在严重或长期的基质水肿,受体的基质可能已发生永久的结构性改变,将限制 CDVA 改善的潜力。随着手术安全性的增加,更早地置换内皮可能较晚期的手术变得更为有利。

有趣的是,一些患 Fuchs 角膜内皮营养不良(Fuchs ED)行 DSEK 的患者,虽然 Snellen 视力似乎没有实质性的改善,但主观上自觉有较为满意的视力改善。可能是由于病变的内皮组织引起散射,使成像质量的降低较视力的下降更明显。经手术处理后,主观感觉的成像质量的改善比分辨率的提高更明显。

早在 DMEK 术后 1~3 个月,在没有眼部伴随疾病的患者中,就有约 90% 的 CDVA 可恢复至 6/12(20/20) 或更好,并且 60% 的 CDVA 可达到 6/9(20/32) 或更好。在术后 6 个月时这两个数字可分别达到 95% 及 75%。可预计有约 0.5D 的远视漂移,而很少或没有散光的改变。

(罗荃　陈蒡　译　段虎成　校)

第 4 章

屈光性角膜手术

4.1 角膜切开手术

角膜切开降低角膜散光的手术原理基于高斯定律。在角膜曲率较高轴位上的角膜弧形切开可轻度降低该轴位上的角膜曲率,相应地会使垂直轴位上的角膜曲率增加,角膜等效球镜不变(耦合比为 1),但过长或过短的角膜弧形切开,角膜表面曲率将会有所改变。当弧形切开小于 20°时,角膜会变得更加扁平,产生远视漂移,当弧形切开大于 90°时则产生相反的效果。

角膜切开可在角膜缘(如行白内障手术时若存在较大度数的角膜散光可联合行角膜缘切开)或透明角膜处。穿透性角膜移植或深板层角膜移植术后,角膜切开可在植片和植床交界处或在角膜植片上。角膜切开手术可通过可预设切割深度的角膜刀或飞秒激光,角膜刀可预先设定相应的切割深度而且可在微米水平调节,有单独踏板的角膜钻石刀可清楚地观察切割深度及角度;另一种角膜刀类似于环钻,可连接真空环固定眼球,当环锯按预设度数转动时,环锯上突出的刀片可对角膜进行切割。

角膜切开术可矫正约 3D 散光。术者可根据列线图决定手术切开的数量、长度和深度,同时也要考虑患者术前的角膜曲率、角膜直径和年龄等因素,对称性角膜弧形切开有助于减少不规则散光的发生。手术医生在积累大量经验后,在手术设备一致的情况下,根据术后屈光效果,可制订自己的列线图。

4.1.1 放射状角膜切开术

放射状角膜切开术(RK)是 20 世纪 60 年代发展起来的角膜屈光手术,也是最早的屈光手术之一,可矫正 8D 以下的近视。用锋利的钻石手术刀,在角膜中周部进行深基质层的放射状切开(图 4.1),角膜中周部抗压能力减弱而隆起,中央光学区相对变平,钻石手术刀有一个特别的踏板,可允许术者一次行 4、6、8 条放射状切开,深度可达到 4 次超声测量得到的最薄角膜厚度。角膜放射状切开需避开角膜中央 3~

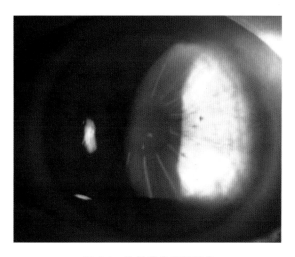

图 4.1 放射状角膜切开术

4mm 的光学区,从中周部一直延伸至角膜缘。

　　RK 可有效矫正近视,但可预测性低且并发症发生率高。并发症包括眩光、感染、角膜融解,因角膜切开破坏眼球的整体抗压能力,即使术后多年,轻微的外伤也有可能导致眼球破裂,而且患者发生角膜扩张的风险较高。

　　前瞻性评估放射状角膜切开的研究发现,术后 10 年约 53% 的裸眼视力为 6/6 或更好,85% 的裸眼视力为 6/12 或更好。术后 6 个月到 10 年,90% 的患者屈光结果与预测差距大于 4D,43% 的患者会有 1D 多的远视漂移。中央透明光学区越小,发生远视漂移度数越大。不仅如此,一部分患者的剩余屈光不正度数会有规律性地上下波动,研究显示,放射状角膜切开术结果的预测性低与患者自身因素无关。

　　由于结果的不可预见性及长期效果不大稳定的原因,RK 已被淘汰,并被准分子激光屈光手术及有晶体眼人工晶体植入术(有晶体眼后房型人工晶体植入术、前房型人工晶体植入术或虹膜夹持型人工晶体植入术)所取代。

　　RK 术后的屈光不正也可通过准分子激光术进行矫正,虽然 LASEK 或 LASIK 都安全有效,但在选择方面仍存在争议。

　　对于术后的继发性角膜扩张,一般要进行穿透性角膜移植术,由于既往角膜深层的切开瘢痕,增加手术难度及术后风险,术后植片融解的可能性也增加。一组患者(16 人,24 只眼)在 RK 术后出现圆锥角膜,随后行穿透性角膜移植术,最后一次随诊时患者的最佳矫正视力平均达到 6/9,平均残余 3.6D 的角膜散光,6 只术眼出现排斥反应,但仅 1 只眼需行第 2 次穿透性角膜移植术。据报道,角膜胶原交联术治疗 RK 术后的继发性角膜扩张安全有效,但经验仍相当有限。

4.1.2　弧形角膜切开术

　　弧形角膜切开术(AK)越接近视轴效果越明显,一般在 6~8mm 光学区进行,手术切开应避免在 6mm 以内的光学区,因为有可能会造成不规则散光及术后眩光(图 4.2)。25%~33% 的患者有可能需行 2 次手术以巩固手术效果,但多于 2 次的切开并没有更明显的效果。对于已经做过 RK 的患者,手术医生应注意弧形角膜切开的切口不可与放射状角膜切开的切口相交叉,否则会导致伤口愈合困难及继发性角膜扩张,最终导致视力低下。

4.1.2.1　术前准备

　　术前行角膜地形图明确角膜散光,角膜表面麻醉后,患者坐位用墨水标记角膜 3 点及 9 点位,可徒手或在裂隙灯下进行,标记后可避免患者仰卧位后眼球旋导致位置偏差。

4.1.2.2　方法

　　表面麻醉后,开睑器打开眼睑,在显微镜下进行手术;术前通过标记物标记散光轴位及手术切开位置 (如 Mendez 度数计量器或 Zuberbuhler 标记环)。预先设置角膜刀的切割深度为角膜中央厚度的 95%~100%。垂直角膜表面进行切割,术者需将刀片紧贴患者眼球以确保足够的切割深度,切割过浅将达不到预期效果,由远而近地切割对医生来说更易操作和控制。通过角膜曲率计评估手术效果,如果切割不够,用 Rycroft 套管打开切口,BSS 液轻轻冲洗后可再次切割(也可清除角膜上皮细胞)。

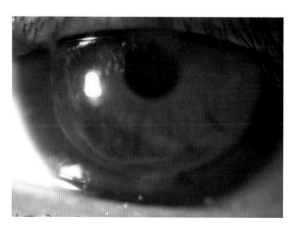

图 4.2　角膜移植术后行弧形角膜切开术

4.1.2.3　术后治疗

术后局部给予抗生素及润滑剂,如果患者术前做过角膜移植手术,局部给予类固醇滴眼液以减少排斥反应的发生。术后需密切随诊,尤其对干眼的患者,因为干眼有可能会导致角膜融解。

4.1.2.4　加强手术

术后可通过在切口 90° 方向用 9/0 尼龙线做一调节缝线达到加固手术的目的。在评估手术效果前缝线至少保留 12 周,如果过矫则拆除缝线,若手术效果好则继续保留缝线。

4.1.3　Ruiz 角膜切开术

该手术又叫作梯形角膜切开术,两条弧形角膜切开联合放射状角膜切开,其目的是使曲率较高子午线变平而对与其垂直子午线上的曲率没有太大影响。最初希望弧形切线和放射状切口相连,但可能增加角膜融解及扩张的风险,因而改进手术,使切口相互避开以减少上述风险的发生。1986 年,Terry 和 Rowsey 在尸体上实验得到该方法最高可矫正 11D 的散光。但在活体中,手术结果变异性较大且难以预测。其他并发症有单眼复视及眩光,因而该手术并未被报道。

4.1.4　角膜缘松解术

采用角膜缘的板层角膜切开术矫正散光的方法由来已久,早于 Zirm 第一例成功角膜移植手术。角膜缘松解术(LRI)可联合白内障手术,矫正角膜移植术后及深板层角膜移植术后角膜低度散光(<3.5D),或最高程度减少高度数角膜散光以达到准分子激光可治疗的范围。

手术原理同角膜弧形切开术,曲率较高子午线的角膜切开使该子午线曲率变平而垂直子午线相对陡峭。

相对于 AK,LRI 更易接受且对切口位置要求较低,很少引起散光轴位变化及不规则散

光,手术更易操作且副作用更小,手术很少引起不适,伤口愈合快,干眼发生率低。不足之处在于,矫正相同度数屈光不正时,切开长度要长于弧形角膜切开术。

手术过程与 AK 相似,但切口主要在更周边的角膜缘处。以角膜缘最薄处的 90% 或 600μm 为切割深度,角膜缘出血都可自行止血,无需特殊处理。

4.1.5　AK 和 LRI 并发症

手术可能出现的并发症包括感染、全层角膜切开(伤口无法自行水密需要缝合)、伤口裂开、过矫或欠矫、伤口对合不佳、不规则散光、角膜敏感度降低、眼球抗压能力减弱等。

4.2　角膜基质环植入术

4.2.1　简介

角膜基质环植入术的初衷是用来矫正低中度近视,由于精确性较差及准分子激光的出现,使角膜基质环植入术很快成为历史。角膜基质环植入术再次兴起是由于其在角膜扩张疾病中的治疗应用,特别是圆锥角膜及边缘性角膜变性。因病变组织较正常组织顺应性更好,故该手术在治疗这些疾病时的效果更优于其在矫正近视中的效果,其在屈光手术后的角膜扩张中也能起到很好的作用。

基质环是由透明 PMMA 材料制作成的固定直径大小的 360° 非闭合环,植于中周部透明角膜基质内,其原理是使角膜周边区变得更厚,角膜中央区相对变得扁平。角膜中央区变平的程度与植入环的直径成反比,确保基质环作用于角膜的变形力量(来源于眼内压)均匀,减少角膜受力不均而隆起,该手术可延缓因圆锥角膜而导致的屈光不正的进展。

角膜基质环植入术的临床目的包括:

● 减少角膜不规则散光至角膜接触镜可矫正的范围内;

- 联合角膜胶原交联术减少角膜不规则散光；
- 矫正近视；
- 避免穿透性角膜移植及深板层角膜移植。

4.2.2 基质环类型

目前主要有 3 种角膜基质环。

4.2.2.1 Intacs 环

Intacs 角膜基质环获得横断面为六角形和椭圆形的两种专利，均植于角膜中央 5mm 光学区以外，两种基质环通过 FDA 和 NICE 认证，是治疗圆锥角膜（NICE 指南 IPG227）安全有效的基质环。基质环可矫正的屈光不正度数取决于它的厚度改变，Intacs 角膜基质环有 210~450μm 不同厚度，根据屈光度数（球镜和柱镜）和角膜地形图选择合适厚度的角膜基质环。商家提供的列线图对基质环的选择也具有一定的指导作用。

4.2.2.2 Ferrara 环

与 Intacs 基质环不同，Ferrara 基质环横断面为三角形，植入角膜中央 5mm 光学区处，基质环的选择取决于近视度数、圆锥形状、圆锥角膜的分期。横断面为三角形的角膜基质环可有效减少术后的像差问题，如光晕等。Ferrara 环的植入深度约为中央角膜厚度的 80%。Ferrara 环的直径或光学区有 5mm（环内直径为4.4mm，环外直径为 5.4mm）和 6mm（环内直径为 5.4mm，环外直径为 6.4mm）两种尺寸可以选择。当患者有不规则散光或远视散光，选择单一一种环即可。

4.2.2.3 Keraring 环

在设计、形状和尺寸上，Keraring 基质环与 Ferrara 基质环非常相似。两个公司都有多种多样的基质环可以选择。根据环的厚度（决定手术效果）、弧长（调整球镜及柱镜的矫正）和光学区（根据不同的厚度测量及疾病的不同阶段选择），提供 40 多种不同的组合。可提供光学区为 5mm、5.5mm 和 6mm 三种不同的规格，植入深度约为角膜厚度的 75%。依据患者的不同情况，可植入 1~2 个 Keraring 环，亦可参照厂家提供的列线图。

不同基质环的基本特征可见表 4.1。

4.2.3 方法

术前准备必须包括近期的角膜地形图及角膜不同方位的角膜厚度，尤其是基质环植入位置的角膜厚度，眼前节 OCT（Carl Zeiss Meditec）和 Pentacam 角膜厚度检查最为理想。

角膜基质环植入术的主要优点是相对非侵入性手术、手术过程短、在局麻下即可完成。手术具有可逆性，可根据需要取出植入环。主要缺点是手术后的屈光状态较难预测。

基质环植入位置的选择：

- 将基质环置于曲率较高轴位上，以视轴为中心，减少散光；

表 4.1 不同基质环的基本特征

	Intacs		Ferrara 环	Keraring 环
	标准	SK		
弧长(°)	150	150	90~210	90~210
横断面	六角形	椭圆形	三角形	三角形
厚度(μm)	250~450	400 和 450	150~350	150~350
曲率半径				
内环(mm)	6.77	6	4.4 和 5.4	4.4~5.4
外环(mm)	8.10	7.4	5.4 和 6.4	5.6~6.4

● 将基质环中心置于视锥中心(大约偏离角膜几何中心 1.5mm);

● 基质环植入的隧道可通过旋转式角膜钻石刀或飞秒激光制成。

4.2.3.1　机械式角膜隧道制作

首先标记瞳孔中心或视轴,使用角膜标记环标记植入环植入的位置和角膜放射状切开的位置。切口大多选择颞侧,距角膜缘 1mm,以便植入的基质环可在标记的位置。使用可调式的钻石刀在角膜曲率最低的轴位上做 1mm 长的放射状切口,深度约达 70% 的角膜厚度。折叠刀片从放射状角膜切口的基底进入形成隧道,放置负压吸引装置固定眼球,角膜基质分离器按顺时针及逆时针方向旋转形成隧道。基质环储存在无菌无防腐剂的氯霉素溶液中,用特殊镊子将基质环植入透明角膜基质隧道中,角膜放射状切口以 10/0 尼龙线缝合,术毕佩戴角膜绷带镜,局部使用抗生素滴眼液。

机械式隧道形成过程可能会带来的风险,包括角膜上皮缺损、眼球穿透伤、切口过长到达视轴或角膜缘、基质环植入过浅、上皮内生、角膜感染、隧道周围角膜基质过薄或水肿等。

4.2.3.2　飞秒激光制作角膜隧道

过程与上述大部分相同。首先标记植入环中心所在位置,按照需要设定飞秒激光的切割深度和弧度,角膜上放置负压吸引环,激光对准患者眼睛后进行消融,隧道形成后,植入基质环,切口很少需缝线,局部给予抗生素滴眼液。

对于圆锥角膜患者来说,飞秒激光制作隧道更为合适,因为激光准确性更高且对周围组织损伤更小。在植入过程中,角膜会逐渐平坦,瞳孔可能不规则散大,要特别注意之前标记的中心位置可能会发生改变。飞秒激光制作隧道还能减少感染发生率、上皮损伤及基质水肿的可能,而且切口更加精确,无需缝线。在基质环周围有时可见碎屑,可能是由于手术对角膜基质细胞刺激后所产生的液体及细胞碎片,而飞秒激光形成的隧道因空间紧凑,基质环周围空间较小,一般较少有碎屑形成。

4.2.3.3　术后治疗

术后局部给予抗生素及类固醇滴眼液,根据恢复情况调整药物用法用量(如无防腐剂的氯霉素滴眼液每日 4 次,持续 1 个月;地塞米松滴眼液每日 4 次,持续 1 个月后逐渐减量,2 个月后停药)。密切观察切开口恢复情况及隧道的炎症反应情况,角膜地形图检查应该显示角膜散光减少且形态更加规则。术后 3 个月左右角膜屈光状态逐渐稳定。

4.2.4　联合手术

角膜基质环植入术减少角膜的散光度数,即使残余角膜散光一般也较规则。若残余较大的屈光不正,术后屈光状态稳定后可通过框架眼镜或角膜接触镜矫正,对于不能耐受接触镜的患者可考虑再次手术治疗。

角膜基质环植入术可联合植入带散光的人工晶体以减少残余的角膜散光,也可联合角膜胶原交联术治疗圆锥角膜,联合角膜胶原交联术的优点在于可治疗角膜的不规则散光,同时从病因进行治疗,抑制屈光不正的进展。实践证明,先进行角膜基质环植入术而后再行角膜胶原交联术效果更好。

4.3　激光性屈光手术

准分子激光在角膜屈光手术中的应用使角膜重新塑形更加精确,进而改变患者的屈光状态,矫正屈光不正。准分子激光器激发 ArF 混合物产生 193nm 紫外光,这种高能量激光可破坏表面组织细胞间的分子键,使角膜组织汽化消失,对邻近组织不会产生热效应。准分子激光的能量会被表层组织完全吸收而不会穿透损伤更深层组织,且切削精度可控制在微米水平内。

4.3.1　患者筛选

大部分屈光不正的患者可通过激光手术减少对眼镜或角膜接触镜的需求。手术成功与否的关键因素之一是筛选出哪些患者适合手术，哪些患者不适合，这一技术医生需在屈光手术培训早期熟练掌握。主要包括了解患者的手术目的和期望值，评估术后出现角膜扩张的风险和可能出现的并发症，决定选择何种手术方式以达到最优的屈光状态。

能否手术的关键因素主要分为以下三个部分：患者相关眼部状况、患者全身健康情况及患者性格特征（表4.2）。还需要考虑有无眼部其他疾病，尤其是黄斑病变（如糖尿病视网膜病变、高度近视眼底变性）和晶体混浊情况等。

4.3.2　术前评估

准分子激光手术的术前评估包括双眼一系列全面检查和患者的视力需求。术前评估时，收集屈光矫正的相关数据，根据收集的数据为患者设计合适的手术方案并与患者进行交流，同时向患者分析手术的利弊。应认识到只强调手术的风险是不明智的。

鼓励患者在手术签字前提出有关手术的任何问题及疑虑，有助于手术方案的制订和改进。若患者最后没有疑问且愿意接受手术，应在手术同意书上签字存档，患者自留一份副件。术前还需要书面告知患者有关手术治疗的过程。有些手术医生会以书信形式总结谈话内容，包括讨论内容、手术利弊和手术计划。

屈光状态一般要到21岁时稳定，因而有些医生对于小于21岁的患者拒绝手术。在屈光手术前，患者屈光状态需要稳定至少一年，医生可将患者最新的屈光检查结果与以往结果比较，以确保一年来屈光状态无明显改变，若患者一年来度数增加超过0.5D，建议每6个月复查一次，直至屈光状态稳定。

术前睑缘炎及干眼症等眼病应在手术前尽可能治愈，以减少术中及术后并发症（如术中角膜上皮脱落、术后严重干眼症、弥漫性层间角膜炎等）。

术前检查时患者需停止佩戴硬性角膜接触镜3~4周（有助于角膜地形图及超声检查）或停止佩戴软性角膜接触镜2周。

病史评估：
- 手术目的及期望值；
- 职业；
- 休闲/体育活动；
- 眼病史（POH）：有无外伤、感染、炎症及眼部手术史；
- 全身疾病史（PMH）：有无糖尿病、系统性红斑狼疮、强直性脊柱炎病史；
- 药物使用情况；
- 过敏史；
- 有无怀孕或哺乳；
- 是否为瘢痕体质；
- 屈光状态是否稳定；
- 视远及近物时眼镜使用情况；
- 角膜接触镜佩戴情况：时间、频率；
- 有无干眼症状；
- 有无弱视（斜视及遮盖治疗情况）。

双侧眼部检查（按以下顺序）：
- 角膜地形图检查（包括角膜厚度测量）；
- 电脑验光（包括角膜曲率检查）；
- 像差测量（角膜及眼部波前像差，高阶像差）；
- 裸眼视力（UDVA）；
- 主觉验光；
- 最佳矫正视力（CDVA）；
- 主视眼测定；
- 瞳孔大小：暗光和强光下；
- 局部麻醉（0.5%丙美卡因）；
- 眼压测量；
- 接触性厚度测量法（超声测量）；
- 散瞳（1%托吡卡胺滴眼液）；
- 裂隙灯眼前节检查：睑缘、结膜、角膜、晶体情况；

表4.2 激光性屈光手术患者的筛选

适合手术	不适合手术
轻中度近视(不超过-8D)	眼部因素
轻中度远视(不超过+3D)	对LASIK手术来说,角膜厚度不足(偏薄:<520μm;不适 　　合:<500μm)
轻中度规则散光(<4D)	角膜扩张(特别是圆锥角膜)
屈光状态稳定(1年内屈光度数改变≤0.5D)	明显白内障
有摘掉眼镜愿望但可接受手术的局限性(术后 　出现老视、屈光漂移、再次手术的可能等)	屈光状态不稳定
手术期望值合理	超过规定标准的屈光不正
术后依从性高	角膜曲率过高($K>48D$)
年龄≥21岁	角膜曲率过低($K<40D$)
双眼矫正视力佳	不规则散光
	角膜病变,特别是角膜瘢痕,角膜放射状切开术后,角膜敏感度 　　下降,角膜营养不良,特别是角膜上皮基底膜营养功能障碍
	眼睑卫生不良
	干眼症
	眼球震颤
	弱视
	另一眼视力较差
	眼窝深陷(眼球暴露困难)
	全身相关因素
	怀孕或哺乳期
	糖尿病
	胶原血管疾病(如红斑狼疮、风湿性关节炎等)
	结缔组织疾病(如马方综合征等)
	与患者性格相关的因素
	不合理的手术期望值
	强迫症
	否认或轻视手术风险
	术后依从性差:无法配合药物治疗及术后随诊
	无法定期复查(患者工作繁忙)
	不愿佩戴阅读眼镜

●眼底检查:视神经、黄斑、周边视网膜情况;

●选测项目:眼球生物测量、裸眼及矫正近视力、双眼视力、角膜内皮镜检查、泪液分泌实验、遮盖试验、接触镜模拟单眼视等。

术前谈话重点内容如下:

●手术原因;

●术后视力期望值;

●生活方式、职业、运动情况;

●暗视力情况;

●是否需要佩戴眼镜及有无老视现象;

●手术过程(麻醉情况、消毒铺巾、固视灯、手术过程中声音及气味);

●术后24小时内可能会出现的不适反

应:疼痛、视力恢复情况等;
- 角膜瓣并发症;
- 干眼症;
- 感染;
- 视觉异常:眩光、光晕、闪光感;
- 术后护理:滴眼水,保护眼睛避免外力撞击,术后注意事项,定期复查;
- 如何处理紧急情况;
- 术后屈光状态及视力恢复情况;
- 二次手术的可能性。

手术当天的注意事项:
- 术前停戴角膜接触镜2周;
- 禁止化眼妆(尤其为睫毛膏)和使用香水;
- 正常饮食;
- 照常服用日常药物。

4.3.3　手术计划

当患者完成术前检查并决定进行准分子激光矫正手术(LASIK 或 LASEK),医生要根据患者情况制订手术计划。需要充分考虑到患者的视力需求和期望值、机器的使用情况、技术限制、医生自身的经验和技术。

制订手术计划需考虑的关键问题:
- 选择何种激光模式(波前像差引导还是角膜地形图引导);
- 确定最终输入电脑的屈光矫正度数;
- 是否需要根据列线图矫正数据;
- 中央光学区大小;
- 角膜瓣的直径大小及厚度;
- 使用微型角膜板层刀时选择多大的负压吸引环;
- 剩余角膜基质床的厚度;
- 预计术后角膜曲率。

以下建议仅作为手术指导,实际应根据具体情况调整。

4.3.3.1　选择何种激光模式

基础治疗方法能矫正简单的球镜及柱镜

屈光不正。以往矫正近视时有可能导致少量过矫造成远视,特别对于一些小光学区手术,更易发生这种情况。随着技术进步,目前激光消融手术多为非球面,偏差越来越小,对于规则散光的矫正越来越精确且可以有效地减少高阶差。

伴有高阶像差的患者可通过波前像差优化或波前像差引导手术。

- 波前像差优化手术通过基于人群平均水平的标准曲线调整来避免准分子激光手术所导致的高阶像差,主要目的在于保持角膜的扁椭圆形和非球面性。优点在于患者术后的远视力和对比敏感度更佳,不足之处在于可能会有少许视野缺损（该原理类似于白内障术后选择非球面晶体）,该手术方式适合70%~90%的患者。

- 波前像差引导手术是通过患者术前的波前像差检查对手术进行调整,这种手术方式比较适合术前存在高于平均水平的高阶像差患者,对于术前就已存在球面像差及患者术后对比敏感度的改变作用不大。相比于波前像差优化手术来说,波前像差引导手术会切削更多的角膜且对瞳孔大小依赖性更大。

若患者存在较大的不规则散光,因不规则散光大多来源于角膜,所以最好依据术前角膜地形图引导进行手术,因为依据 Zernike 多项式重建的眼波前像差并不能完全描述角膜形状。以角膜存在大量规则散光为例,手术前一定要考虑到患者因坐位改为仰卧位时所致的眼球旋转,选择合适的标记方式非常重要。有些激光系统通过虹膜定位标记联合眼球自动追踪程序来防止和矫正眼球旋转所造成的眼球移位。

有些准分子激光系统可允许医生在系统程序设定好后根据角膜地形图及波前像差做相应的手动调整(如 Zeiss MEL 80)。可根据个人情况制订程序以达到更好的效果,但要求手术医生具备丰富的经验且对手术原则把握精准。例如:

● 使用 VISX S4 激光系统时,手术医生推荐使用波前像差引导手术。

● 以 Schwind Amaris 为平台时,如高阶像差超过 0.5DEq 时,推荐用波前像差引导手术;如高阶像差超过 0.25DEq 时,推荐使用"眼前像差"引导手术,一般情况下则使用"角膜像差"引导手术。

4.3.3.2　选择合适的屈光矫正度数

手术时要遵循"最小风险的原则"。选择能达到最佳矫正视力的最小球镜值和柱镜值,若几个柱镜效果相似则取接近顺规散光的数值。

进一步建议包括对于年轻的近视患者,手术尽量达到正视效果;存在老视的患者,尽量预留 -0.5D;远视患者,预留 -0.5~-0.25D,防止术后回退的出现;柱镜欠矫正,防止术后出现柱镜及轴位的改变;遵循 FDA 激光手术的指征和范围。一般来说,对机器及系统的操作熟练掌握非常重要,同时可根据厂商提供的列线图进行校准。

如果是通过波前像差引导手术,选择最接近主觉验光的波前像差扫描。一般来说,如果验光所得的屈光度数与波前像差扫描所得的屈光度数球镜像差>0.5D,柱镜>0.25D,轴位相差 10°,则需要重新评估扫描结果。

术前需测试患者的主视眼及单眼视。单眼视依赖于模糊抑制,但并非所有患者都能很好适应,术前通过角膜接触镜法来模拟单眼视非常重要。非主视眼多用于看近(剩余 -1.75D),主视眼多用于看远(矫正至正视)。

4.3.3.3　是否需要调整列线图

多数屈光不正手术得益于列线图调整,可仅根据总等效球镜值进行矫正(增加 5%)或对球、柱镜分开矫正。一般散光轴位不需要调整,因为波前像差或角膜地形图在柱镜轴位更为精确(建议:主觉验光结果并不能提供"真正散光",因为其结果是彗形像差、三叶草像差及其他高阶像差的综合)。

在新的环境进行手术时,可以通过同事建立的列线图进行数据校正,对手术帮助很大。随着工作的积累,可根据自己的手术结果调整列线图以达到更好的效果。每当使用新机器或新软件时,都要仔细分析每次手术结果,建立新的列线图,以达到更好的手术效果。

4.3.3.4　角膜瓣直径及厚度的选择

角膜瓣直径取决于屈光治疗计划。必须将手术区和混合区都考虑在内。用半飞秒激光制作角膜瓣时,直径一般为 9.5mm(如 Ziemer LDV)。用微型角膜板层刀时,当 K 值大于 45 时,选择直径为 8.5mm 的角膜瓣,当 K 值小于 45 时,选择直径为 9.5mm 的角膜瓣。

一般来说,远视治疗需要做更大的角膜瓣。角膜瓣直径越大时要求的负压吸引环越大,而过大的负压吸引环对小眼球及眼窝深陷的患者来说操作比较困难。

用微型角膜板层刀制作角膜瓣时,手术医生更喜欢制作厚度为 110~140μm 的角膜瓣,过厚的角膜瓣会增加角膜微纹出现的概率,而薄角膜瓣的制作对新手来说较为困难,且容易出现角膜瓣穿孔。

不同的微型角膜板层刀制作的角膜瓣厚度均不同。尽量对每位患者都使用新的刀片;刀越锋利制作的角膜瓣越薄;制作瓣的过程越快角膜瓣越薄(平速移动);当角膜偏薄时瓣也偏薄。在使用微型角膜板层刀制作角膜瓣后,术者需要使用超声测量角膜瓣厚度(剩余角膜基质床的厚度)。

使用飞秒激光制作角膜瓣厚度柔韧性更好且可预测性更高,一般厚度在 90~110μm。

在机械抗压方面,前部角膜基质层与后部角膜基质层不同,角膜前 200~300μm 的基质层胶原蛋白及纤维交联得更加紧密,可承受较大的机械压力。后部 200~300μm 的角膜基质角膜胶原蛋白交联稀疏,抗压能力较弱,因此手术过程中应尽量制作较薄的角膜瓣,保留更多的前部角膜基质层(角膜瓣过薄则容易发生皱褶及折叠)。

例如:

- 使用 AMO 角膜板层刀制作预期为 140μm 厚的角膜瓣时,实际测得角膜瓣厚度为 134±15μm(Solomon,JCRS 2004)。

- 使用 Moria M2 角膜板层刀制作 110μm 厚的角膜瓣时,实际厚度为 132±23μm(Muallem,JCRS 2004)。

- 使用不同方式制作 90~110μm 的角膜瓣时,标准差为 ±3.2 ~±7.3μm(Prakash,JRS 2010)。

4.3.3.5 选择多大负压吸引环

负压吸引环的选择及角膜瓣结束的位置取决于角膜曲率的最大值和瓣的直径大小。可根据微型角膜板层刀厂家提供的列线图及表格获得负压吸引环的准确大小。

例如:

- 用 M2 微型角膜板层刀制作一个直径为 9.5mm 的角膜瓣,角膜曲率最大值为 42D,选择"−1"负压吸引环,在 8 点位置停止;每次手术开始前需要仔细检查负压吸引环的消毒标签。

4.3.3.6 中央光学区的大小

中央光学区大小的选择主要取决于术前屈光不正度数(近视或远视)及暗光下的瞳孔大小。

对于近视眼来说,标准的中央光学区为 6~6.5mm,远视和散光眼需要更大的光学区,可增大至 7mm,主要取决于过渡区域的大小(整个眼的光学区可达 9.5mm)。

一般来说,切削范围要大于暗光时瞳孔大小,以减少视觉像差,如眩光及暗视力下降,这是由于光在切削区边缘及瞳孔边缘之间发生折射造成的。所以在切削区与非切削区之间一般存在一个过渡区,以减少这种情况的发生。

在 LASIK 手术中,角膜瓣的大小需要考虑到切削区和过渡区的总大小。

光学切削区越大,要达到预期的手术效果需要切除的角膜基质就越多,屈光不正度数高或角膜偏薄时需特别注意。

例如:

- 使用 VISX S4 系统时,当患者暗光下瞳孔<6mm 时,选择 6mm/8mm 的光学区/过渡区;当暗光下瞳孔直径≥6mm 时,选择 6.5mm/8.5mm 的光学区/过渡区;远视时则选择 6mm/9mm 光学区/过渡区。

- 使用 Schwind Amaris 系统时,近视眼选择 6.3mm 光学区,远视选择 6.7mm 光学区,散光选择 7mm 光学区。

4.3.3.7 角膜基质床剩余多少

剩余角膜基质床厚度(RSB)一定要达到一定数值才能抵御眼球内压力,保持眼球完整性及减少发生角膜扩张的可能性。多年来,推荐剩余角膜基质床厚度从 200μm 增加至 250μm,到现在的 300μm。

准分子激光系统会根据输入的数据计算出将要切削的厚度,手术医生一定要亲自确认剩余的角膜基质床厚度。如果剩余角膜基质厚度小于 300μm,可考虑改行准分子激光表面消融术或其他激光手术。术前可根据公式计算出剩余角膜基质床厚度:

剩余角膜基质床厚度= 中央角膜厚度−角膜瓣厚度−消融深度

例如:

- 中央角膜厚度为 550μm 的近视患者,待矫正的等效球镜值约为 4D,使用飞秒激光制作角膜瓣(角膜瓣约为 110μm 厚),在使用 VISX 激光系统时,1D 的等效球镜度数切削约 12μm 角膜厚度(6mm 光学区)或 15μm 角膜厚度(6.5mm 光学区)或 18μm 角膜厚度(波前像差引导手术,6.5mm 光学区)。还需考虑到 8mm 过渡区所需切削的 8μm 厚度,因此在该手术中,剩余角膜基质床厚度约为 550−110−(4×12+8)

=384μm。

●同一患者使用 Schwind Amaris 激光系统时，当光学区为 6.3mm 时，1D 的等效球镜度数切削 15.4μm；远视时，1D 度数切削厚度相应增加至 17.4μm（光学区增加至 6.7mm）；散光时，1D 度数切削厚度增加至 20.9μm（光学区为 7.0mm），因此该患者剩余角膜基质床厚度约为 550−110−(4×15.4)=378.4μm。

4.3.3.8 预测术后角膜曲率

对高度近视患者术后角膜曲率进行估算时，首先将患者术前等效球镜数乘以 0.75D，再用术前平均角膜曲率减去该值，就是术后角膜曲率值。对于保留术后角膜曲率值多少合适目前仍有争议，但一般建议大于 35D。

例如：

患者术前屈光不正度数为 −6.25+0.5×90°（SE=−6D），术前角膜曲率值 K 为 41D，估测患者术后 K 值为 41−(6×0.75)=36.5D。

4.3.4 LASIK 技术

准分子激光原位角膜磨削术（LASIK，图 4.3）是制作带蒂角膜瓣后通过切削角膜基质层以改变屈光状态的一种手术方式（图 4.4）。角膜瓣下激光手术与角膜上皮下激光手术有诸多不同，如患者选择方面、手术风险、术后效果及术后恢复情况等。角膜瓣可通过微型角膜板层刀或飞秒激光制作。

4.3.4.1 准备

患者平躺，使用敷贴盖住睫毛，结膜囊内滴入表面麻醉药，保持角膜干燥，使用标记物准确地标记角膜瓣的起始及结束位置。

4.3.4.2 制作角膜瓣

●用微型角膜板层刀制作角膜瓣时，在准分子激光器的显微镜下进行。将负压吸引环置于中央，紧贴眼球，避免眼球活动。负压吸引会导致短暂眼压升高，视网膜动脉短暂阻塞，虹膜缺血，患者视力下降，瞳孔轻度散大，通过 Barraquer 眼压计测量眼压，微型角膜板层刀制作角膜瓣后，解除负压吸引，将负压吸引环及微型角膜板层刀撤离角膜，患者恢复视力。

●用飞秒激光制作角膜瓣，一般先用飞秒激光器制作角膜瓣后，再使用准分子激光切削，称为半飞秒 LASIK。准备工作与之前大致相同，手术过程以在角膜上放置负压吸引环开始，用飞秒激光器 AMO Intralase FS60 或 iFS 时，负压吸引环置于眼球表面，激光头嵌入吸引环制作角膜瓣；LDV 飞秒激光器的负压吸引环与手动操纵的激光器合为一体，制作角膜瓣时将其置于眼球表面，该系统具有较好的可调节性，可在准分子激光手术台上进行，无需移动患者。

4.3.4.3 激光消融

手术医生需评估角膜瓣的质量及是否在角膜正中，若两者均满意，用虹膜恢复器将瓣揭开，暴露角膜基质床。用棉签充分干燥角膜基质表面确保激光消融顺利进行，用一小片海绵保护角膜瓣蒂避免被消融。开启眼球追踪系统及启动激光消融程序。

4.3.4.4 结束手术

激光结束后，以冷却的 BSS 液冲洗角膜基质床，仔细按照术前标记将角膜瓣盖回原处，避免组织过于干燥或用力过大，以免出现细纹。在角膜瓣边缘用吸水海绵将多余的水分吸除，给予无防腐剂抗生素及类固醇滴眼液。若角膜瓣无异常则无需佩戴角膜绷带镜，术毕戴上透明眼罩。患者离开前要在裂隙灯下仔细确认角膜瓣在位，手术后按医生要求滴眼药水治疗。

4.3.4.5 术后治疗

常规术后用药包括无防腐剂的抗生素、人工泪液和类固醇，也可局部给予非甾体抗炎药

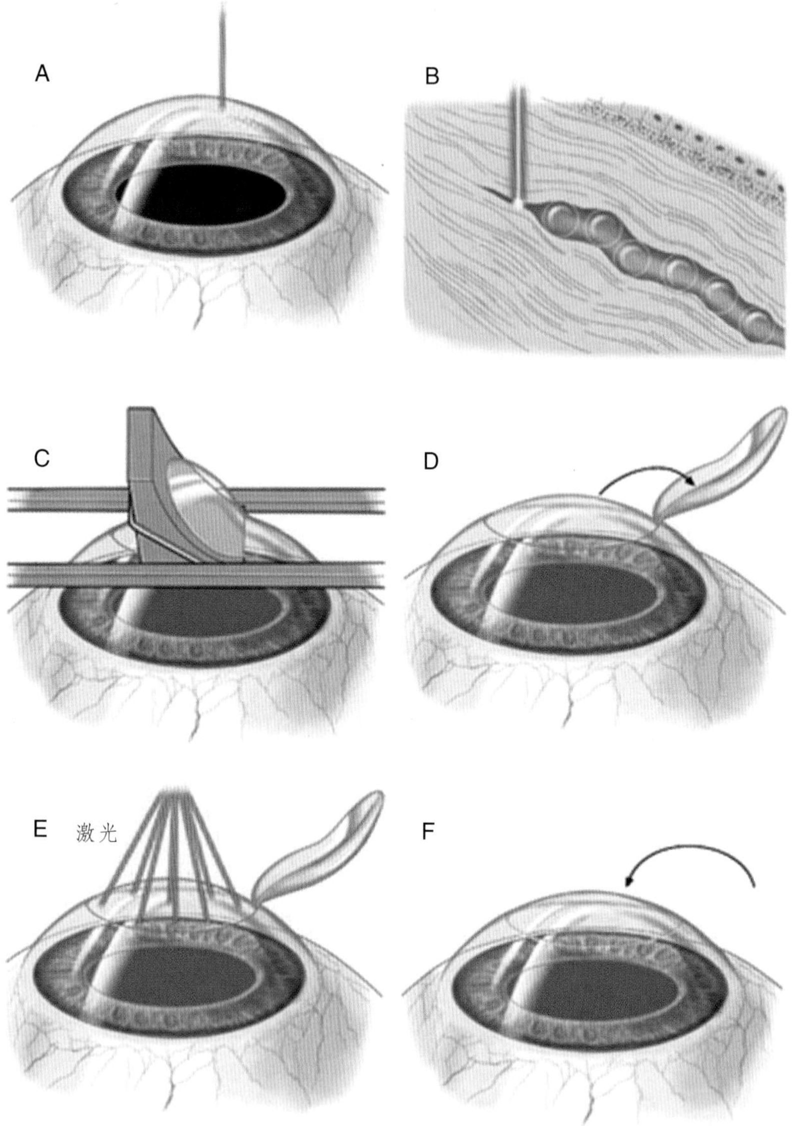

图 4.3 LASIK 手术示意图。(A、B) 飞秒激光制作角膜瓣；(C) 微型角膜板层刀制作角膜瓣；(D) 掀起角膜瓣；(E) 激光消融基质床的应用；(F) 角膜瓣复位

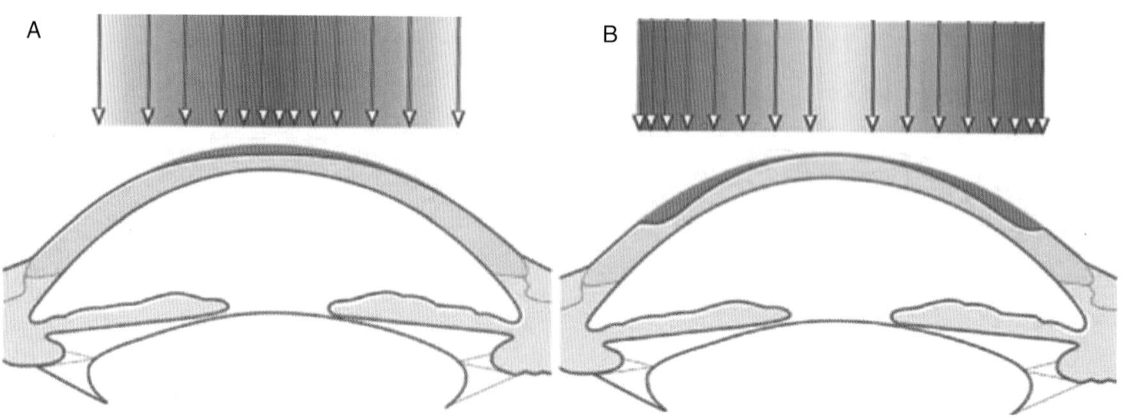

图 4.4 准分子激光治疗近视(A)及远视(B)示意图

或口服止痛药。告知患者术后尽可能闭眼休息，因为由于麻药影响患者可能会减少瞬目次数，如长时间处于睁眼状态可导致眼睛干涩，加重异物感。

4.3.4.6 随诊

一般术后第一天复查，观察有无早期弥漫性层间角膜炎及角膜瓣是否在位。一些手术医生习惯术后 48~72 小时复查，观察患者有无感染及干眼症状。随后复查情况不同医生习惯不同，但在术后 1~2 个月时，都应进行主觉验光。收集患者术后的屈光状态及角膜地形图（图4.5）对调整列线图及达到更加精确的手术效果非常重要。

4.3.5 角膜表面消融手术

准分子激光屈光性角膜切削术(PRK)是最先引进临床的准分子激光手术（由英国Marshall 和 Gartry 在 1989 年引进临床），现在角膜表面屈光手术种类越来越多(LASEK、EPI-LASEK、Trans-PRK)，它们之间差异较小，现在统称为角膜表面消融手术。

4.3.5.1 术前准备

准分子激光矫正手术前对患者进行表面麻醉，因手术需要患者高度配合，指导患者盯住指示灯，避免眼球转动，手术才能顺利进行。用眼部敷贴将睫毛粘起，开睑器打开眼睑，暴露角膜。

4.3.5.2 去除上皮

● 在 PRK 手术中，使用吸水海绵或弯形刀片刮除角膜上皮，通过激光机上裂隙灯仔细观察角膜，查看是否残余角膜上皮岛，确保所有角膜上皮均已刮除。

● 在 Trans-PRK 中，角膜上皮通过准分子激光刮除(Trans-EPI, 50μm)而并非机械刮除。如果是在角膜地形图引导下进行的准分子激光手术，用该种方式去除上皮比较方便，上皮消融后，可直接转换程序切削基质。

● 在 LASEK（准分子激光上皮下角膜磨削术)手术中，上皮的处理是将角膜环钻置于角膜

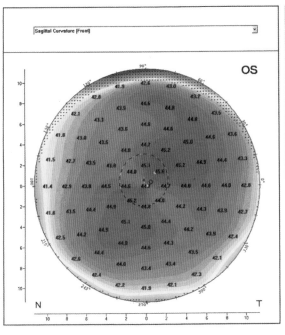
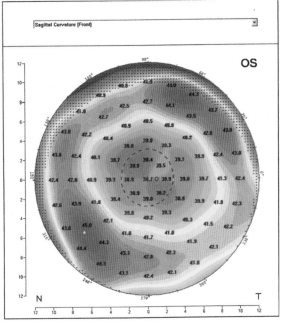

图 4.5　LASIK 治疗近视 (7D)后的角膜地形图的改变(Pentacam)

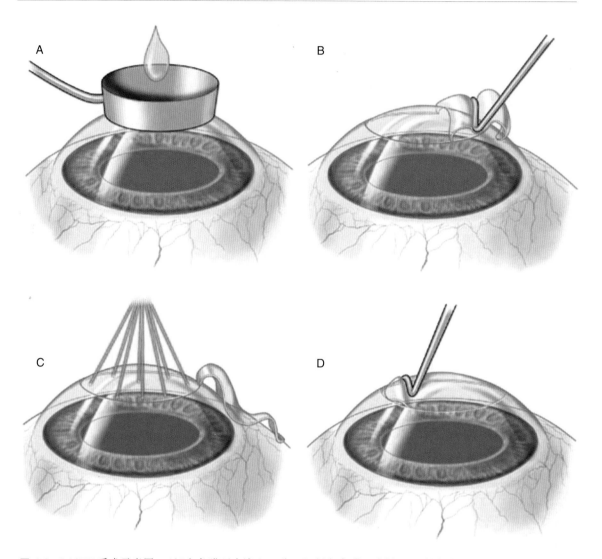

图 4.6 LASEK 手术示意图。(A)向角膜环内滴入乙醇;(B)掀起角膜上皮瓣;(C)激光消融角膜基质表面;(D)复位角膜上皮瓣

上,环内滴入 20%乙醇(图 4.6),30 秒后将角膜上皮整块掀起或像薄片状折叠,使用虹膜恢复器小心将角膜上皮瓣掀起翻转至上部。待基质消融完毕后,将角膜上皮盖回原处。手术的优点在于伤口愈合快,减少角膜基质对细胞因子的反应,但该手术中角膜上皮细胞活性已大大降低,因而多数术者认为该手术方式意义不大。

• EPI-LASEK 是改良版的 LASEK 手术,与 LASEK 手术的不同之处在于使用角膜上皮切开刀制作角膜上皮瓣(Moria 或 Zyoptix XP),制作角膜上皮瓣前可使用或不使用乙醇处理角膜,基质切削结束后,将上皮瓣盖回原处。

4.3.5.3 激光消融

充分暴露角膜基质,表面保持干燥,启动眼球追踪系统,开始激光消融。

4.3.5.4 丝裂霉素 C

角膜表面激光消融术后有时可见角膜基

质轻度混浊,可能是手术愈合过程中角膜基质细胞被激活所致,在治疗高度屈光不正时尤为明显，基质混浊可能会导致最佳矫正视力下降,因而需要对这种手术方式进行改进。在激光消融完成后,以丝裂霉素 C(0.2mg/mL)覆盖切削区 15~60 秒，减少角膜基质细胞的激活,降低其活性及增生反应。丝裂霉素 C 棉条覆盖于消融后的基质表面时,注意避免接触角膜缘细胞,30 秒后取下丝裂霉素 C 棉条,以棉签吸干,使用预冷的 BSS 液反复冲洗角膜表面。用过的棉签及冲洗液应按照毒性废物的要求妥善处理。

4.3.5.5　手术结束

术后局部予以无防腐剂的抗生素及类固醇滴眼液,佩戴角膜绷带镜,取下开睑器及敷贴。

4.3.5.6　术后治疗

术后告知患者勿揉搓双眼,根据手术医生医嘱局部使用抗生素、类固醇、人工泪液等滴眼液。也可局部给予非甾体抗炎药或口服止痛药。另一眼可在同一天或择日手术。告知患者术后尽量闭眼休息,以防因麻药原因导致瞬目减少,加重干燥及不适感。

4.3.5.7　随诊

患者需在术后第一天及 5~7 天时到医院复查,检查有无感染(极少发生)、恢复情况及药物使用情况。在角膜表面消融手术中,视力一般恢复较慢,术前需要告知患者。根据患者上皮生长情况决定角膜接触镜是否取出,若患者上皮恢复佳,术后 5~7 天取出角膜接触镜;若上皮恢复不佳或患者干眼症状明显,酌情推迟角膜接触镜的取出时间。一般术后 1 个月对患者进行主觉验光,但患者的屈光状态一般在术后几个月后才能稳定。

4.3.6　术后护理

准分子激光屈光手术后,患者的视力会在数小时内明显提高,在休息一夜之后视力提高更加明显。一般在术后 48 小时就可以正常工作。半飞秒 LASIK 术后恢复要显著快于LASEK 手术。半飞秒 LASIK 和 LASEK/PRK 术后标准药物治疗方案见表 4.3 和表 4.4。

LASIK/LASEK 术后患者需要注意事项:
- 2 小时内尽量保持闭眼休息状态,2 小

表 4.3　半飞秒 LASIK 术后标准药物用法

药物治疗	频率及持续时间
0.5%盐酸左氧氟沙星滴眼液(Oftaquix®)	每日 4 次,使用 1~2 周
0.1%地塞米松滴眼液(Maxidex®)	每小时 1 次,使用 2 天
	2 小时 1 次,使用 1 周
	每日 4 次,使用 2 周
	每日 4 次,使用 1 周
0.15%玻璃酸钠滴眼液(Oxyal®)	2 小时 1 次,使用 2 天
	每日 4 次,使用 1 个月
	按需要使用
缓解疼痛(选择性)	口服对乙酰氨基酚,每天不超过 4g
	0.5%丙美卡因(小剂量)

表 4.4　LASEK/PRK 术后标准药物用法

药物治疗	频率及持续时间
0.5%盐酸左氧氟沙星滴眼液(Oftaquix®)	每日 3 次,直至移除角膜接触镜(加 1 天)
0.1%地塞米松滴眼液(Maxidex®)	每日 3 次,使用 4 周
0.15%玻璃酸钠滴眼液(Oxyal®)	2 小时 1 次,使用 2 天
	每日 3 次,使用 1 个月
	按需要使用
0.5%酮咯酸滴眼液(Acular®)	每日 3 次,直至移除角膜接触镜(加 1 天)
口服甲芬那酸 250mg(Ponstan®)	每日 3 次,持续 5 天
角膜接触镜	如纯视、8.6mm,佩戴 1 周
缓解疼痛(选择性)	口服对乙酰氨基酚,每天不超过 4g
	0.5%丙美卡因(小剂量)

时后多瞬目；

- 1周内不要挤眼,不要用手揉搓眼睛；
- 1周内尽量戴防护眼罩；
- 手术当天可以洗澡,但洗脸需小心；
- 1周后可以化妆；
- 1周内不要进行个人运动,2周内避免团队运动或球类运动,4周内避免有身体接触的运动,2周内禁止潜水；
- 紫外线防护:2周内避免登山或海边度假,4周内避免日光浴,强光下尽量佩戴防紫外线的太阳眼镜；
- 2周内禁止游泳及桑拿；
- 术后几天避免去有吸烟及灰尘多的地方；
- 按要求滴眼药水以获得更好的手术效果；
- 用药后如出现不适应联系医生；
- 出现不适反应,应立即联系医生,尤其当出现眼痛、视力急剧下降、眼红加重等情况时要立即告知医生。

4.3.7 术中并发症

随着手术技术越来越成熟,准分子激光手术并发症大大减少,但仍不能完全避免。随着复杂 LASIK 及 LASEK 手术增加,并发症也随之增多,主要与角膜瓣及其制作过程有关。表4.5 列出 LASIK 及 LASEK 术中和术后的可能并发症。

4.3.7.1 角膜瓣制作不全

角膜瓣制作不全是由于微型角膜板层刀在行进中遇到阻力而过早停止,如眼睑、睫毛阻力或失去负压吸引。此时要退出角膜板层刀,将角膜瓣复位,待其愈合后可选择表面消融手术。

4.3.7.2 角膜瓣过薄

负压吸引力不足时容易形成薄角膜瓣,当角膜瓣过薄时会增加手术操作难度而且角膜瓣更容易发生皱褶,若过薄角膜瓣未发

表 4.5　LASIK 及 LASEK 术中和术后并发症总结

术中并发症	术后并发症
LASIK	LASIK 和 LASEK
角膜瓣制作不全	干眼症(LASIK 多于 LASEK)
角膜瓣过薄	感染性角膜炎
纽扣瓣	角膜扩张(LASIK 多于 LASEK)
角膜全层穿孔角膜瓣	角膜雾状混浊(LASEK 多于 LASIK)
游离角膜瓣	暗视力障碍
角膜瓣偏心	眩光、光晕、闪光感
角膜缘出血	显著的过矫或欠矫
层间异物残留	最佳矫正视力不佳
角膜上皮缺损	LASIK
角膜瓣愈合不良	上皮内生
半飞秒 LASIK	角膜瓣融解
不透明气泡层(OBL)	角膜瓣移位
气体突破	角膜瓣微纹
	弥漫性层间角膜炎(DLK)
	短暂光敏感(TLS)
	与期望值有关的并发症
	需要佩戴眼镜视远物

生穿孔,可在薄瓣下完成手术后小心复位角膜瓣。

4.3.7.3 纽扣瓣

发生在微型角膜板层刀在行进过程中突然向上,穿过上皮,继而又下降回到原来轨道。多发生于曲率较高的角膜。发生这种情况时,不能在角膜上皮岛上进行角膜消融,应复位角膜瓣,待角膜上皮恢复后可改行表面消融手术。

4.3.7.4 全层穿孔角膜瓣

与角膜瓣穿孔相反,微型角膜板层刀进入前房,造成角膜穿孔,该并发症比较容易发生在老式微型角膜板层刀,控制切削厚度的刀头脚踏板安装位置不合适,而新的微型角膜板层刀有一个固定的脚踏板可减少这种情况的发生。如果程序设定得当,半飞秒激光制作角膜

瓣时,很少发生这种并发症。

4.3.7.5 游离角膜瓣

如果微型角膜瓣刀将角膜瓣彻底切下,无蒂与角膜连接,就形成一个完全游离的角膜瓣,游离瓣比较容易发生在角膜曲率较低者或负压吸引不足。如果暴露的角膜基质位置正中且大小合适,可进行激光消融,消融结束后角膜瓣需精确恢复原位(根据术前标记),避免发生医源性角膜散光,待角膜瓣贴合牢固后戴上角膜绷带镜。

4.3.7.6 角膜瓣偏中心

角膜瓣位置偏离一般发生在负压吸引开始时环的位置有所偏移,应避免对角膜瓣蒂及角膜瓣背面进行消融。

4.3.7.7 角膜缘出血

角膜缘出血较常发生,角膜瓣偏中心时更加容易发生。充分等待(30~60 秒)及冲洗角膜基质后可继续进行激光消融。

4.3.7.8 层间异物残留

切削结束后即使大量清水冲洗角膜基质,角膜瓣下仍可能有少量碎屑残留。当患者有睑板腺功能障碍时,发生的风险更大,所以术前应尽量治疗睑板腺功能障碍,幸运的是,角膜层间异物残留对视力影响不大。

4.3.7.9 角膜上皮缺损

一般发生在没有充分润滑角膜上皮即开始制作角膜瓣,微型角膜瓣刀划过角膜时容易造成角膜上皮缺损。可给予无防腐剂的抗生素滴眼液或表面麻醉,但不要使用 BSS 液冲洗,以免造成沉淀物沉积在齿轮上引起微型角膜板层刀卡住。角膜上皮缺损对手术效果影响不大,术毕佩戴角膜绷带镜。术后复查时注意观察角膜瓣水肿情况,有无角膜层间混浊及角膜瓣融解倾向。

4.3.7.10 角膜瓣愈合不良

常见于过量冲洗角膜基质床而导致的角膜瓣水肿,有时是因为外伤导致的角膜瓣移位,需要在手术室复位角膜瓣,戴上角膜绷带镜,术毕要戴上眼罩或防护眼镜。

4.3.7.11 不透明气泡层(OBL)

只见于半飞秒激光制作角膜瓣,边界不清的白色混浊区一般发生在角膜瓣制作过程中,不透明气泡层会导致无法固视及无法追踪眼球。轻度会很快消失,中重度 OBL 会在 30 分钟内吸收,激光切削在 OBL 消失后可继续进行,OBL 对手术效果没有太大影响。

4.3.7.12 气体突破

在半飞秒激光制作瓣的过程中,有一些小的气泡可能会冲破前基质层,残留在角膜上皮下或前弹力层内,这种并发症在制作薄瓣和角膜较小而角膜瓣较大时更易发生。如果上皮下气泡过大,气泡下角膜基质不完整,则角膜瓣无法掀起,如果出现该种情况,立即终止手术,1~2 个月后再进行手术,二次手术时可制作较厚的角膜瓣或改为角膜表面激光手术。

4.3.8 术后并发症

很多术后严重并发症,如感染性角膜炎或干眼症,可影响术眼,而与手术过程无关。LASIK 手术的患者可能会发生角膜瓣及层间并发症,而 LASEK 手术患者发生 Haze(图 4.7)的概率较大且可能会影响最佳矫正视力。

4.3.8.1 干眼症

干眼症是准分子激光术后最常见的并发症,主要是因为手术破坏角膜神经纤维,LASIK 手术更容易发生,若患者术前即有轻微干眼,尽量选择角膜表面激光手术。术后大部分患者会经历不同程度的干眼症状,但一般在术后 6~12 个月会因神经纤维再生而缓解。在此期间,患者常规使用人工泪液预防眼部不适、感染及角膜瓣融解。也可考虑术后用泪小点栓塞。有时患者干眼症状无法缓解而对患者生活质量造成很大影响。

4.3.8.2 感染性角膜炎

感染性角膜炎是一种严重并发症，但很少发生。据报道在 LASIK 手术中，发生率约为 1:3000（图 4.8 和图 4.9），病源菌包括分枝杆菌、真菌、金黄色葡萄球菌、草绿色链球菌、肺炎链球菌和凝固酶阴性葡萄球菌等。主要症状有眼痛、眼红、流泪、视力下降；检查可发现角膜层间混浊、浸润、前房反应（前房闪辉、前房积脓

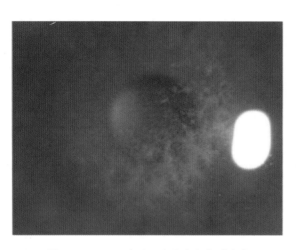

图 4.7　LASEK 术后 6 个月中央角膜瘢痕

等）、角膜瓣或上皮缺损、眼表充血等。革兰阳性菌感染常可在角膜瓣边缘见一边界清晰的单一病灶，一般发生在术后早期（术后 3~5 天）。分枝杆菌和真菌所致的感染一般发生在术后 2~4 周，表现为角膜瓣下一个或多个缺损，边界不清，需做病菌培养。将角膜瓣掀起后反复冲洗；一般按角膜溃疡处理，很多手术医生开始时联合应用诺氟沙星和阿米卡星。诺氟沙星每小时 1 次，24 小时后减至每天 6 次；1.4% 的阿米卡星每小时 1 次，24 小时后减为每 2 小时一次。待培养结果出来后，根据病源菌及药敏试验选择抗生素，每天观察病情变化。

4.3.8.3 弥漫性层间角膜炎（DLK）

弥漫性层间角膜炎是一种非特异性炎症，由层间抗原被大量激活所引起。在术后一两天视力一般正常或轻度下降，裂隙灯可见瓣下少量颗粒状沉积。DKL 根据临床表现分级（表 4.6），一般要尽早处理。如果症状轻微（1~2 级），局部加强类固醇类眼药水；若症状较重（3~4 级），需要将角膜瓣掀起，用大量 BSS 液冲洗，加上局部类固醇类眼药水的使用。同时需要处理可能伴有的睑缘炎、感染性角膜炎及上皮缺损。

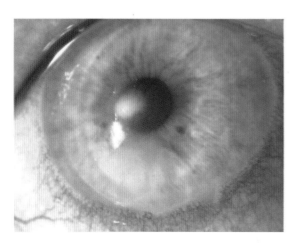

图 4.8　LASIK 术后感染性角膜炎

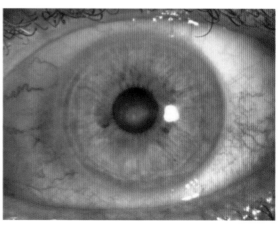

图 4.9　LASIK 术后感染性角膜炎治疗 6 周后（与图 4.8 为同一患者）

表 4.6 弥漫性层间角膜炎

分级	症状和体征	发生率	治疗
1	角膜瓣周边可见白色颗粒状细胞(浸润),不侵及视轴,早期出现(术后第一天)	2%~4%	1%泼尼松龙滴眼液每小时 1 次 1~2 天后复查
2	轻度白色颗粒状细胞侵及视轴(术后 2~3 天),有时轻度视力下降	0.5%	1%泼尼松龙滴眼液每小时 1 次 第 2 天复查
3	视轴中心聚集大量高密度块状白色细胞视力下降,角膜瘢痕形成概率大大增加	0.2%	1%泼尼松龙滴眼液每小时 1 次 口服泼尼松龙滴眼液 60mg/d 掀起角膜瓣冲洗基质床
4	严重角膜炎伴中心性白色浸润灶,伴(或不伴)角膜融解;可造成永久性角膜瘢痕,视力丧失和远视漂移	1:5000	细胞培养 第 2 天复查 同分级 3

4.3.8.4 角膜瓣融解

上皮缺损、干眼、感染或弥漫性层间角膜炎所致的炎症均有可能导致胶原蛋白融解酶的释放,导致角膜瓣融解。复查时,医生需仔细观察以便早期发现、早期处理。

4.3.8.5 角膜瓣移位

术后早期或晚期均有可能发生。早期角膜瓣移位可能因角膜瓣未完全愈合时的不正当揉眼所致,需将角膜瓣掀起后重新复位,仔细处理瓣下及角膜基质上的角膜上皮,防止角膜上皮内生。晚期角膜瓣已愈合得较为牢固,需要较大外力方可导致角膜瓣移位,多见于外伤,发生该种情况后,要尽早进行角膜瓣复位,

防止角膜瓣皱褶的产生。

4.3.8.6 角膜上皮内生

进入角膜瓣下的角膜上皮细胞会缓慢增殖且渐渐向角膜中央迁移(图 4.10)。上皮内生有可能发生在 LASIK 术后、角膜瓣处理术后、角膜瓣穿孔后或外伤等。危险因素包括男性、高度远视和年龄大于 40 岁等。内生上皮较少会影响视轴,但可能会引起角膜不规则散光及视敏度下降。极少病例内生上皮可能会干扰角膜基质对角膜瓣的营养供给,导致角膜瓣融解。如果发生,需要掀起角膜瓣,彻底刮除角膜上皮细胞。

4.3.8.7 角膜扩张

角膜扩张表现为近视度数突然加深和不规则散光,因 LASIK 术后角膜的机械抗压能力减弱所致。可发生在 LASIK 术后 1 周内或几年之后(12~18 个月),表现为近视度数不断进展、视力下降、矫正视力不佳(图 4.11)。幸运的是,该种并发症发生率较低,且严格把握手术指征可使发生率大大降低。尽管如此,有时仍会自然发生。针对角膜隆起有几种有效的方法可延缓病情进展及矫正屈光不正,联合角膜胶原交联术和角膜表面激光手术可有效控制病情进展,如果上述方法无效,最终需行角膜移植手

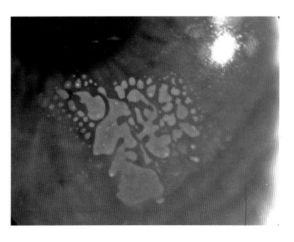

图 4.10 LASIK 术后上皮内生

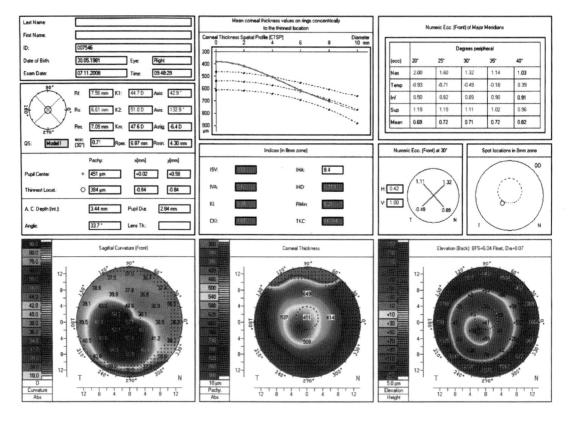

图 4.11　角膜扩张(Pentacam)

术(DALK 或 PKP)。

4.3.8.8　短暂光敏感综合征(TLSS)

TLSS 与半飞秒激光制作角膜瓣时能量过高有关，引起白天和夜晚均对光敏感，LASIK 术后 1 个月开始，裂隙灯检查未见明显异常，视力一般不受影响，治疗选择类固醇类滴眼液，每日 4 次，持续 1 个月。

4.3.9　再次手术

少数患者在经过首次手术后可能仍残余少部分度数未能矫正。在近视矫正手术中大约 1% 患者未能完全矫正，而远视未能矫正的概率更高；待术后屈光度数稳定后可考虑再次行激光矫正手术(通常 3~6 个月)。一般两次激光手术至少要间隔 1 个月。

再次手术可选择角膜表面激光手术，或在 LASIK 术后将原角膜瓣掀起后再次激光治疗。即使是二次手术，术者仍需保证术后角膜基质床不少于 250μm(最好为 300μm)。如果没有剩余足够的角膜基质行 LASIK 手术，可考虑行角膜表面激光手术。

LASIK 术后 10 年或更长时间角膜瓣仍可被掀起；大约 2 年后角膜瓣与基质结合紧密，强行掀起可能会导致损伤。再次进行手术前，最好先在裂隙灯下标记角膜瓣边缘，因为激光器的显微镜下角膜瓣边缘不够清楚。裂隙灯下所看到的白环实际上是在角膜瓣边缘内，手术定位角膜瓣的边缘正好位于白环的外侧。角膜瓣边缘准确标记好后，患者准备情况与第一次手术相同，医生可通过 23G 针头将瓣边缘角膜上皮掀起，在远离角膜瓣蒂处分离一段角膜瓣边缘，当角膜瓣边缘掀起一角时可用无齿镊抓住然后掀起。如果角膜瓣边缘上皮不规则，需轻轻将边缘上皮推开,防止术后发生角膜上皮内生。手术过程与第一次相同,术毕复位角膜瓣。术后用药和随诊与第一次手术相同。

也有术者重新制作角膜瓣。但这增加了游离瓣、瓣过薄、瓣穿孔的风险,而且有可能导致角膜基质边缘松弛,所以不被推崇。

角膜表面激光手术可减少因掀起角膜瓣所造成的风险,但仍会有同第一次角膜表面激光手术相同的并发症,如术后不适感明显、视力恢复缓慢、前弹力层下雾状混浊等。术者需根据患者的具体情况选择最适合的手术方式。

任何一种手术方式都有导致术后视力达不到术前最佳矫正视力、上皮内生、角膜瓣皱褶和其他并发症的风险。

4.4 角膜瓣制作设备

4.4.1 微型角膜板层刀

机械式微型角膜板层刀具有较长的发展历史,在切削的准确度及安全性方面一直在不断改进。在眼球上放置负压吸引环,将微型角膜板层刀的刀头卡入负压吸引环进行操作。需要根据患者的具体情况选择合适的负压吸引环及角膜瓣的厚度。对于角膜曲率很高的患者($K>45D$),宜选择较小的负压吸引环。

齿轮带动扁平刀头压平角膜,刀头上的旋转刀片可在角膜上制作角膜瓣。理想的角膜瓣具有预期的厚度、标准的形状、无上皮摩擦缺损、无纽扣样瓣穿孔、非游离瓣。角膜瓣制作过程中可能会导致眼压突然升高($>60mmHg$)。角膜瓣制作完成后,刀头回退,将刀片撤离角膜瓣,停止负压吸引,将负压吸引环及刀头撤离眼球。掀起角膜瓣暴露角膜基质进行激光消融。微型角膜板层刀一般设置为制作带蒂角膜瓣的模式。早期的手动式角膜瓣若过多移动可能会导致形成游离瓣,遇到这种情况需将角膜瓣按标记盖回原位,防止发生角膜不规则散光。过高或过低的角膜曲率会增加角膜瓣制作

过程中的风险,当 $K>48D$ 时会增加纽扣样瓣穿孔的风险,$K<40D$ 则会增加游离瓣发生的风险。

术前要准确放置负压吸引环,以免角膜瓣偏离中心。即使角膜瓣偏离中心,仍可进行激光消融,但可能会导致消融直径过大,超过基质床边缘,术后造成光晕及眩光。如果医生对角膜瓣不满意,可立即终止手术,将角膜瓣盖回原位,待角膜切口恢复后再次手术(3~6个月),可选择角膜表面消融术。

术前还需确定负压吸引环未置于结膜上,这可导致假吸引、结膜充血和角膜刀的放置不稳定,最终会造成负压吸引失败或角膜瓣制作过程中的刀片移位。

市场上有多种机械式微型角膜板层刀可供选择,各有优缺点。不同角膜刀制作角膜瓣的过程稍有不同, 一些在直线轨道上前后运动(Amadeus,NIDEK MK-2000,Moria One Use-Plus)、一些以轴为中心旋转运动(Hansatome,Moria M2)、一些像钟摆来回摆动,这种会将角膜中央压平得更加明显 (如 Carriazo-Pendular, Schwind)。

4.4.1.1 博士伦 Hansatome 和 Zyoptix XP

Hansatome 角膜板层刀是通过旋转制作上方带蒂角膜瓣,制作的角膜瓣偏薄,尤其适合角膜偏薄的患者,通过一适配器根据左右眼安装角膜刀。

Hansatome 的改良版 Zyoptix XP 角膜板层刀,较之前有较大改善,在瓣厚度的稳定性方面尤为明显。刀头部分可通过开关进行左右眼互换,而不需重新组装刀头。与 Hansatome 相比,Zyoptix XP 可提供一个更稳定的负压吸引,中心定位更加准确且角膜瓣下基质床更加平整。更加重要的是, 其制作的角膜瓣与其预先设定的厚度更加接近, 医生对其制作的角膜瓣的稳定性更加有把握, 而且该角膜切开刀的齿轮完全被包住,不会损伤眼部组织或卡住机器。

4.4.1.2 Moria M2

Moria M2 角膜板层刀更轻便、更紧密,医生可以更好地控制角膜瓣的厚度、直径及蒂长度,可根据厂家提供的列线图设置角膜刀参数。角膜蒂长度越短角膜基质床暴露得越多,可供切削的范围越多,更加适合小眼球及远视患者,但蒂越短时更容易撕断且复位时容易对位不准。医生可根据需要将角膜蒂置于角膜任何方位。Moria M2 角膜板层刀制作的角膜瓣较设定偏厚且刀片是一次性使用。

4.4.1.3 Nidek MK-2000

Nidek MK-2000 是一体式角膜板层刀,其负压吸引环与角膜刀头连为一体,因此术前无需组装刀头且节省负压吸引时间。Nidek MK-2000 刀头系统更小更加适合睑裂较小的患者,制作的角膜瓣较预先设定的偏薄且蒂在鼻侧。

4.4.1.4 Schwind Carriazo-Pendular

Carriazo-Pendular 刀片呈弧形,切割角膜瓣的方式为钟摆来回往复式。主要压平角膜中央,对周边影响不大,因此制作的角膜瓣形式更加统一,厚度可预测性更高。即使是制作超薄瓣,厚度也较稳定,误差范围在 $10~12\mu m$ 内。制作的角膜瓣较预测的稍薄,医生可根据喜好选择角膜瓣蒂的位置。有四种配套负压吸引环,可制作直径为 9mm 及 10.5mm 的角膜瓣,厚度范围为 $90~170\mu m$($20\mu m$ 逐次递增)。

4.4.1.5 Ziemer Amadeus Ⅱ

对于 Ziemer Amadeus Ⅱ 角膜板层刀,医生可根据需要选择不同的大小、厚度及蒂长度的瓣。可当作三效合一的角膜板层刀,用于 LASIK、EPI-LASIK 及浅或深板层角膜移植手术,角膜瓣蒂一般位于鼻侧。Ziemer Amadeus Ⅱ 角膜板层刀具有不同的摆动速度(4000~20 000rpm)和转换速度(1.5~4mm/s):较快的摆动速度制作的角膜瓣下基质床更加光滑平整,而

较快的转换速度制作的角膜瓣则更薄。根据不同的瓣直径选择不同的负压吸引环(8.5~10mm)。该刀头($110~160\mu m$)制作的角膜瓣一般较预设的稍厚。

4.4.2 飞秒激光

飞秒激光是近红外激光(波长约为 1053nm)。当功率密度较低时,其发出的激光束不会被透明屈光介质吸收。当功率密度较高时,激光可被组织完全吸收,在透明屈光介质如角膜上制造一空泡结构。激光的功率取决于每脉冲能量及持续时间。功率即单位时间内的能量大小,每脉冲时间越短,则每脉冲的瞬时功率越大。以超短脉冲形式运转的飞秒激光,聚焦于很小的空间区域,产生的瞬时功率足够形成组织电离,产生等离子体,等离子体瞬间爆破,产生巨大的能量,使组织通过光裂解爆破产生微小气泡。飞秒激光的这些特点非常适合于对生物组织的精确切割。飞秒激光脉冲时间短,能量集中,产生的微小气泡较 Nd-YAG 激光器所产生的气泡小很多(约 $100\mu m$)。

目前飞秒激光使用大小为 $1\mu m$ 的光斑,通过电脑控制的反光镜设置,精确度为 $1\mu m$。医生需通过电脑软件预先设定角膜瓣的直径、厚度以及角膜瓣的角度。

飞秒激光器要求在患者角膜上安置一块对接盘,准确设定激光斑的位置,不同机器的对接方式不同。

4.4.2.1 IntraLase FS60 和 iFS (AMO)

IntraLase FS60 是用于制作准分子激光角膜瓣的第一代飞秒激光,2000 年使用该机器为第一例患者制作 LASIK 角膜瓣。IntraLase FS60 是第四代激光器,频率为 60kHz。第五代激光器 iFS 是目前顶级的激光系统,频率为 150kHz,能量为 $0.8~1.6\mu J$(图 4.12)。制作直径为 9mm 的角膜瓣需时仅为 8~10 秒,光斑大小可精确控制在 $1\mu m$ 左右。该激光器的对接系统表面平坦,可压平角膜制作角膜瓣。

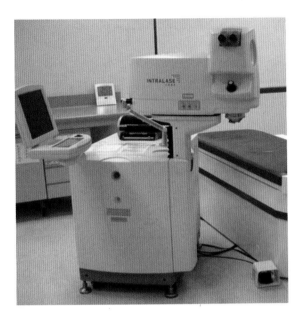

图 4.12　IntraLase iFS 飞秒激光

4.4.2.2　VisuMax（Zeiss）

VisuMax 系统的激光频率为 500kHz，低能量（0.3μJ），光斑之间的距离为 3~6μm。一个弧形的平板对接系统可在角膜瓣制作过程中一直使角膜保持弧形状态，这更符合角膜的生理解剖，可减少在角膜瓣制作过程中的负压吸引，从而降低眼内压力的升高。激光束可自动定位于角膜中心，消融过程更加精准。角膜瓣的制作过程从周边至角膜中央螺旋式前进，在治疗过程中患者可更好地保持固视（与光栅模式及向心性螺旋模式相比较）。该激光系统体积庞大，需要占用很大空间，但对湿度及温度的要求没有其他飞秒激光器严格。

4.4.2.3　Femto LDV（Ziemer）

LDV 系统提供频率最高（1000kHz），每脉冲能量最小的激光（能量在 nJ 水平）。激光斑相互重叠作用，使组织间桥更小，角膜瓣更容易掀起。密度高光斑小的低能量激光斑所形成的角膜瓣下基质床界面会更加光滑。厂家强调使用该系统时可避免炎症反应及不透明气泡层

的出现。LDV 系统有一焦面，在切削过程中保持固定，这样使适应于单平面制作角膜瓣的医生也能很好地适应该手术过程（与传统的微型角膜板层刀类似）。LDV 激光系统体积小，激光通过一可拆卸杆传输，该传输杆同样适用于普通的准分子激光器，起到类似微型角膜板层刀的作用。LDV 系统的优势在于患者不用在不同的激光器之间移动。

4.4.2.4　Technolas 520F（Technolas Perfect Vision）

520F 激光系统使用曲线切割，在角膜瓣的制作过程中，保留角膜原先的曲率，因此减少了手术过程中的负压吸引及患者的不适程度。目前，该激光器的频率为 80kHz，系统软件可提供老视的准分子切削程序，也可为板层角膜移植或穿透性角膜移植制作植片，还可为角膜基质环植入术制作角膜隧道。

4.4.2.5　WaveLight FS200（Alcon）

FS200 是一新型的飞秒激光器，工作频率为 200kHz，可在 6~8 秒内制作一直径为 9mm 的标准角膜瓣。

表 4.7 列出在 LASIK 手术中微型角膜板层刀及飞秒激光在角膜瓣制作方面的优点与缺点。目前，没有明确的研究能说明哪种方式更好，术后视力效果两者大致相同，而飞秒激光制瓣早期可能会出现浅层基质混浊。飞秒激光对有角膜基底层营养不良的患者尤为适用，无剪切力，不会对角膜上皮造成损伤。

4.5　屈光性激光系统

准分子激光器的运行通过电脑系统控制。早期激光器光束较大，形成大小约为 6mm 的光斑进行消融。新一代激光器大多使用裂隙扫描或飞秒光点扫描，形成大小约为 1mm 的光斑在角膜上来回移动，精确消融角膜组织。宽光束激光器使用可调节大小的光圈调节激光束

表 4.7 LASIK 手术中微型角膜板层刀及飞秒激光在角膜瓣制作方面的优点与缺点比较

	微型角膜板层刀	飞秒激光
优点	速度快	负压吸引力小
	角膜瓣下基质床光滑	角膜瓣厚度精确
	角膜瓣易于掀起	可制作更薄角膜瓣
	制作角膜瓣及激光消融时患者无需移动位置	优化侧切程序使角膜瓣更加稳定
	技术成熟,经验丰富	角膜擦伤风险低
		上皮内生概率低
		角膜瓣黏合更加紧密
缺点	负压吸引力大可造成高眼压(可高达70mmHg)	机器贵,体积大
		负压吸引时间长
	角膜瓣制作过程中刀头可能会发生卡住	角膜瓣制作过程中负压吸引可能会消失
	角膜瓣制作过程中可能会发生角膜擦伤	掀起角膜瓣前必须先打断组织间桥
	角膜穿孔及游离瓣发生概率较大	不透明气泡层可能会影响激光消融过程中的眼球追踪
	角膜瓣制作过程中刀片产生的热量可能会影响角膜基质床及后续的激光消融	术后可能会出现短暂光敏感综合征
	消融界面上的液体会导致消融结果可预测性低	二次手术时角膜瓣难掀起

的大小。使用小激光束切削角膜中央,渐渐扩大激光束向周边切削大,这种方式经常在角膜中央形成一羽毛状蒸汽阻挡激光束,形成"中央岛",对手术精确性造成影响。裂隙扫描对激光的能量控制更加精确,可避免羽毛现象的出现。飞秒光点更进一步提高了手术的精确性,受羽毛现象影响更小,但手术时间会稍长。这些新的技术同样支持非球面扫描及波前像差引导手术。

4.5.1 Alcon 激光系统(WaveLight)

目前 Alcon 激光系统主要有 WaveLight Allegretto Wave Eye-Q 和 WaveLight EX500 两种型号。该激光系统使用高斯光束程序的飞点激光,重复频率为 400Hz (Eye-Q) 和 500Hz (EX500),切削相当于 1D 屈光度的组织大约需要 1.4 秒,光斑大小约为 0.95mm,1050Hz 的多方位眼球追踪系统确保切割的精确程度。该系统具备"根据热量优化光斑距离"的功能,即通过合理安排光斑的位置间距而减少可能会产生的热量(空间性和临时性)。

WaveLight Allegretto Wave Eye-Q 系统通过 FDA 组织认证,可矫正−12D 近视伴 6D 以内的散光,+6D 远视伴 5D 以内的散光,但等效球镜需在+6D 以内。

不同手术可选择不同程序,如波前像差优化手术、波前像差引导手术、角膜地形图引导手术、Q 值引导手术及光学治疗性角膜切削术。波前像差优化手术指准分子消融术后仍保留角膜原有形状,即保留角膜的非球面性。为了达到该效果,激光治疗过程需考虑 K 值因素,根据不同患者的屈光度数及角膜曲率设定不同的切削程序。

WaveLight Allegretto Wave Eye-Q 系统有一可旋转的手术床、激光发射器、激光传输杆、400Hz 频率的追踪及控制系统、整合式裂隙灯及便携式电脑。系统可与另一单独的控制器或记录系统连接,具有一小脚踏(可通过标准途径拆卸),该系统对温度及湿度要求不高[温度 18℃~30℃(65°F~86°F),湿度 20%~70%]。

4.5.1.1 WaveLight 分析器

WaveLight 分析器是一种诊断设备,可测量患者的光学系统,估算出个性化的波前像差值,对波前像差引导手术有意义而对标准的波前像差优化手术则无意义。控制面板包括电脑和控制器,可显示不同患者的手术数据。

4.5.1.2 Allegretto Wave Eye-Q 系统的术前准备及程序设定

患者在手术前需完成完善的术前评估,手工将手术数据输入电脑。在波前像差引导的手术当中，通过 U 盘将 WaveLight 分析器中的数据传输至激光器中，该步可在手术前或手术当天完成。

手术前对系统能量进行校准。准分子激光器准备完成后，传输手术数据，暴露角膜表面，为激光消融做好准备(如已掀起角膜瓣或已经去除上皮)。告知患者看住上方棕色灯之中的闪烁绿灯。手术床有一整合的控制手柄，可在 X 及 Y 轴方位准确定位患者眼球，精确度可达 0.1mm 以内，转动速度可调节。当治疗开始时，治疗床电流切断，变得不可移动，防止手术当中治疗床的突然移动对手术造成影响。若手术床移开，安全系统可立即终止手术过程。Z 轴方向上的中心性确定通过将两盏红色灯(来自目标二极管)移至重叠仅剩一盏，聚焦于角膜组织进行切削。对激光机进行常规的亮度设置，调整患者睑裂，敷贴位置，使光线投射更加有利于眼球追踪系统的工作。

医生可通过控制脚踏确保激光消融的中心性。嘱患者一直盯住头顶绿灯，医生踩下脚踏发射激光，进行激光消融。眼球追踪系统通过瞳孔定位，自动追踪眼球。消融结束后，使用抽吸装置将消融过程中产生的烟雾进行抽吸。手术结束后打印手术记录，归入患者病历。

4.5.2 AMO 激光系统(VISX)

目前主要的设备为 VISX Star S4 IR™ 激光系统(图 4.13)。其激光束直径可由 0.65mm 改变至 6.5mm(可变的飞点扫描，VSS)，且可通过调节不同的重复频率(VRR，6~20Hz)有效联合大光斑激光束或飞点激光扫描。眼球追踪器可提供三维眼球追踪，自动确定角膜中心。以虹膜特征为标记的虹膜定位系统，为手术的精准性提供更加有力的保证(防止眼球转动所造成的眼位改变)。

激光系统的主要硬件部分是医生的控制面板，包括键盘、操纵杆(图 4.14)、显微镜、计算机处理系统、碎屑处理针管、可调节的患者躺椅、激光脚踏开关、含键盘的电脑操作系统

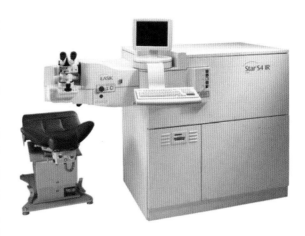

图 4.13　VISX S4 IR 激光系统

和激光气体储存罐。前部的控制面板以软盘和 VISX 治疗卡槽为主。医生的控制面板通过识别标记校准、标线(图 4.15)、光纤环照明、虹膜定位系统和眼球追踪系统对系统进行校准。

FDA 组织认证，VISX V4 系统可治疗 11D 近视或伴 3D 以内的散光、5D 以内的混合性散光、3D 以内的远视或伴 2D 散光。

WaveScan 系统(图 4.16)需要具有全面的波前像差资料，并对眼球进行照相为虹膜定位做准备。结合患者的 K 值，为患者制订个性化的切削方案。

个性化切削方案的制订有四个步骤：
- 收集波前像差及虹膜相关资料;
- 评估波前像差;
- 制订治疗计划;
- 对患眼进行治疗。

4.5.2.1 波前像差及虹膜相关资料的获取

波前像差仪需要 15 分钟的开机时间和对机器精确度进行检测的过程。当机器准确度检测通过，输入保存患者资料。调暗房间灯光，指导患者坐好且注视目标(为了减少调节，嘱患者注视目标上方)。瞳孔大小需在 5~7.5mm 范围内变化，最小不得 <4mm(在未使用散瞳剂的情况下)。眼球位于中间位置(即黄色十字交叉

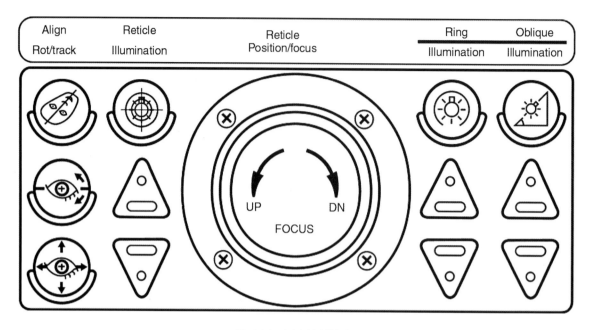

图 4.14　医生控制键盘

及环位于瞳孔中央），将注视点调整至虹膜内缘（用于虹膜成像）。一般来说，自动注视模式下，使用 Hartmann-Shack 波前传感器图像，注视点为锐利小圆点状（非椭圆形）。采集图片前，嘱患者眨眼以使泪膜分布均匀。在审查前，至少要对每只眼进行 3 次红外成像扫描（绿色红外图标/盒）。

4.5.2.2　审查波前像差结果

在此步骤，医生需要对扫描结果进行检查分析，选出最合适的数据进行治疗。扫描结果选择的标准包括虹膜注视、扫描质量（四个绿色标记）、波前像差检查所得到的散光轴位与患者主觉验光的散光轴位是否一致，波前像差检测的瞳孔直径是否>5mm。

4.5.2.3　手术计划

根据选择的扫描程序，将手术数据输入电脑，如 K 值（IOLMaster 或自动验光仪）、术前主觉验光结果、中央角膜厚度（超声法）等。通过波前像差扫描，确定瞳孔大小。医生根据检查结果确定光学区和过渡区的大小，可根据以下

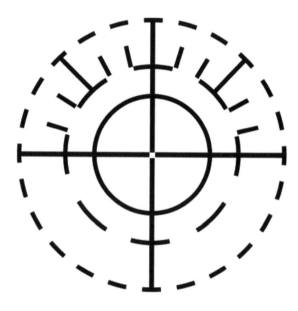

图 4.15　VISX S4 IR 校准线；最小环直径为 4mm

基本准则决定手术区域大小：对于瞳孔大小正常的近视患者来说，光学区和过渡区分别为6mm/8mm；对于瞳孔偏大的近视患者为 6.5mm/8.5mm；对于远视患者为 6mm/9mm，再根据个人情况进行调整。需要选择手术方式（如 LASIK 或 LASEK），可根据患者的具体情况及

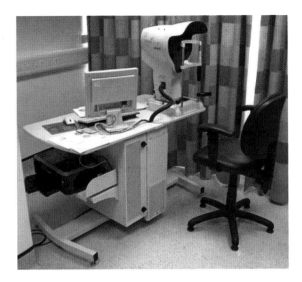

图 4.16　波前像差仪

列线图(仅针对有经验的医生,如对于较年轻的近视患者手术区域会做 3%~5% 的扩大)进行调整。数据输入完毕后,程序会自动计算切削深度。重复以上步骤对第二只眼进行设计(建议对两只眼使用相同大小的治疗区域)。打印手术计划表格,治疗计划报告(图 4.17)和定制报告(图 4.18)。最后,将虹膜成像、波前像差扫描结果及手术数据通过 USB 输入准分子激光仪(通过 E 盘下载,刷新)。

4.5.2.4　校准过程

　　对于 VISX Star S4 IR 激光仪来说,在下载完手术数据后第一步是确定角膜瓣蒂的位置(一般位于上方或鼻侧)和根据列线图进行调整(一般不用)。将患者安置于手术椅上,根据基准线将患者位置调整于与激光系统垂直,角膜位于上下睑正中(第一眼位),光线聚焦于角膜表面。光线调节的最低标准是使瞳孔大小与波前像差检查的大小相近。在 LASIK 手术中,角膜瓣被掀起后,启动眼球追踪系统及虹膜识别系统。系统会将在波前像差检查中虹膜的特征与激光系统相机所得的虹膜特征进行比对。根据患者眼睛的轴位对治疗过程进行校准,使治疗过程中心化而不

受瞳孔位置改变的影响。当虹膜识别系统启动,患者的头部不应再移动,当对话框中出现 OK,可踩动脚踏开始切削。手术结束后可打印治疗报告(图 4.19)。

4.5.3　Technolas 激光系统

　　Technolas 激光系统是光斑大小为 1~2mm 的飞秒激光,使用短高斯光束程序(图 4.20),脉冲频率为 100Hz。六维眼球旋转追踪系统频率为 240Hz,使用真实的虹膜识别(3000 点的虹膜定位)。该激光系统通过 FDA 认证,可治疗−11D 近视或伴−3D 散光,+4D 远视或伴+2D 散光。

4.5.3.1　Zyoptix 诊断工作站

　　Zyoptix 诊断工作站是对于患者个体化切削的一体化的诊疗设备,由 Orbscan IIz 角膜地形图及 Zywave 波前像差仪组成(图 4.21 至图 4.23),可与 Technolas Z100 联网工作,可传输患者信息及手术资料。

4.5.4　Schwind 激光系统(Amaris)

　　目前主要的机型有 Amaris 500E(图 4.24)和 Amaris 750S。该激光器通过超高斯飞点激光程序发射直径为 0.54mm 的飞秒激光,脉冲频率分别为 500Hz (Amaris 500E) 和 750Hz (Amaris 750S)。启动的六维眼球追逐系统工作频率为 1050Hz,可补偿眼球的线性运动(第一及第二维度)、眼球转动(第三及第四维度)、静态及动态眼球旋转(第五维度)、Z 轴方向上的眼球运动(第六维度)。能通量(单位面积上的能量)在治疗过程会有一些变化,在切削开始的 80% 过程中,能通量高以减少切削持续时间,在切削的最后 20% 过程中,能通量降低以确保手术的精确性。可为不同的手术方式如 PRK、Trans-PRK、LASEK、LASIK 等提供不同的治疗程序,如"无像差"治疗(图 4.25)、角膜波前像差、眼前波前像差和远视治疗程序(PresbyMAX)。

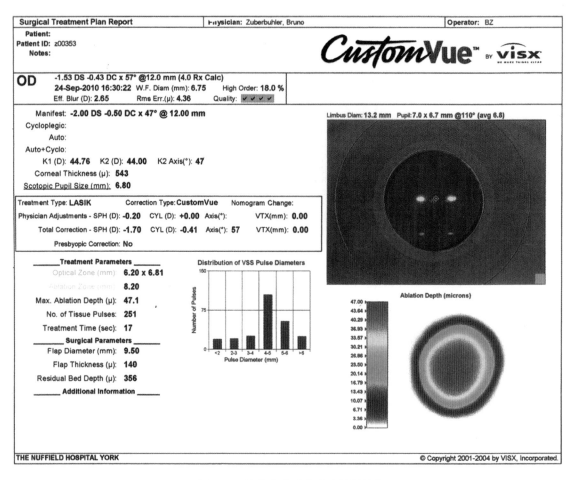

图 4.17　波前像差手术治疗计划报告

4.5.4.1　诊断设备

眼前波前像差分析仪是一多功能的像差仪,可检测整眼的光学指数,具有 230μm 的分辨率及 1024 个扫描点, 而 Schwind Sirius (图 1.24) 是一高分辨率的角膜地形图包括一旋转的 Scheimpflug 相机和 Placido 盘,可分析整个角膜的波前像差和角膜前后表面的形状,该仪器还可检查患者有无圆锥角膜及瞳孔的大小,且"对比"系统可比较患者角膜及眼前像差的差异。

4.5.4.2　CAM 软件

CAM 软件可为屈光性或治疗性角膜激光手术提供定制个性化的切削程序。

4.5.5　Zeiss 激光系统(MEL 80)

MEL 80 系统使用由高斯程序发射的光斑直径为 0.7mm 的飞点激光扫描, 脉冲频率为 250Hz;矫正 7D 的屈光度仅需 22 秒(图 4.26)。眼球追踪系统频率为 250Hz,也可进行虹膜识别。在激光光圈和患者眼球之间的气体控制系统可产生一种气流,减少光束屏蔽现象,保证切削过程的精确性。该系统具有一嵌入性的裂隙灯,可在裂隙灯下掀起角膜瓣及在进行激光消融前观察有无残留上皮岛。激光器结构紧凑且相对较轻,方便在不同手术治疗间移动。

4.5.5.1　CRS-Master

CRS-Master 系统的软件和硬件与 MEL 80

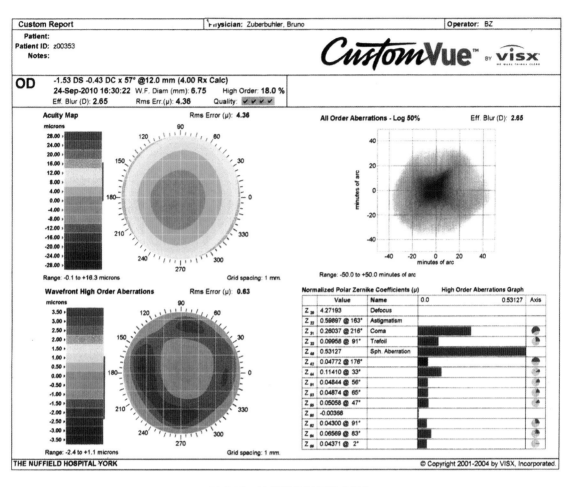

图 4.18　波前像差制订手术报告

系统配合制订个性化的切削方案,可提供全光谱。它将眼前像差仪(WASCA Analyser)和角膜地形图仪(ATLAS 995)结合为一个整体的工作站(图 1.26)。

4.5.6　Nidek 激光系统

目前该系统的主要机型为 Quest 和 EC-5000CX Ⅲ,通过高斯程序的裂隙扫描传输激光能量,可供选择的激光束范围为 1~9mm,重复频率最高为 40Hz。激光束为矩形,通过来回扫描、旋转扫描、相互叠来增加治疗的流畅性。眼球追踪系统工作频率为 200Hz,具有眼球转动检测系统,可对眼球转动做相应地改变。

4.5.6.1　NAVEX Quest 系统

NAVEX (Nidek 高级准分子激光系统)系统包括激光器、诊断设备和治疗设备。如角膜分析仪 OPD-Scan Ⅲ、OPD 工作软件、角膜地形图及波前像差引导的个性化切削软件 Final Fit、角膜刀系统 MK-2000。

4.5.7　iVIS 激光系统(iRES)

iRES 使用 0.6mm 双高斯飞点激光扫描,重复频率为 1000Hz。使用 iVIS 系统的医生可选择多种不同的手术方式,如改良的表面消融手术 cTEN,cTEN 是一步式、无接触、跨上皮、所有激光程序均为个性化设计的激光屈光手

Operative Report

THE NUFFIELD HOSPITAL YORK   Sep 24, 2010 6:13:31PM

Patient Information ──────────────────────────────────
                                    ID #: z00
                                    Date of Birth: 9/15/1945
                                    Sex: Male
                                    Referral:

Pre-Op Information ──────────────────────────────────
Eye: OD   VA-sc: VA-cc:
Keratometer: K1: 44.76 D   K2: 44.00 D   K2 Axis: 47°
Manifest Refraction: -2.00 DS   -0.50 DC x 47°   12.00 mm
WaveScan® Refraction: -1.53 DS   -0.43 DC x 57°   12.00 mm
WaveScan® Refraction Pupil Size: 6.75 mm

Instrument ──────────────────────────────────
Facility Name: THE NUFFIELD HOSPITAL YORK
System Serial Number: 5508
Software Version: 5.22

Target Fluence: 160 mJ/cm²
Transmission: 21.0%

Calibration Table: 0030-4353 Rev.A (-76), STAR S4, CustomVue, International
Calibration Factor: 1.00

Treatment Information (Spectacle Plane) ──────────────────
Procedure: CustomVue™ Treatment
Desired Correction: -1.53 DS   -0.43 DC x 57°   12.00 mm
Physician Adjustment: -0.20 DS   +0.00 DC   0.00 mm
Nomogram: 0%
Adjusted Correction: -1.70 DS   -0.41 DC x 57°   0.00 mm
Optical Zone: 6.8 x 6.2 mm
Ablation Zone: 8.2 mm
Exam Date: 24-Sep-2010 09:30:22
VSS Algorithm Version: 2.367.2006.0926
Physician Has Specified a LASIK Treatment, Superior Flap

Laser Information (Corneal Plane) ──────────────────────
Total Ablation Depth: 47 µm
Total Number of Pulses: 251 pulses
Laser Correction: -1.70 DS   -0.41 DC x 57°   0.00 mm

Treatment Results ──────────────────────────────────
Treatment Started: 9/24/2010 6:08:47PM
Treatment Ended: 9/24/2010 6:10:43PM   Completed
Laser Max Pulse Rate: 20.0 Hz
Pulses delivered: 251 pulses
ActiveTrak®:   Enabled, Auto Centering
Iris Registration: Enabled, 2.8°Clockwise
Treatment Center Adjustment(mm): 0.25x, 0.05y.

Notes Information ──────────────────────────────────

Surgeon: Bruno Zuberbuhler

图 4.19　VISX S4 手术报告

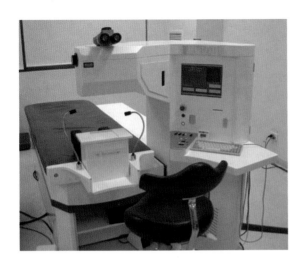

图 4.20　Technolas 准分子激光

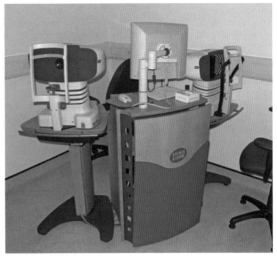

图 4.21　Zywave 扫描仪和 Orbscan 角膜地形图仪

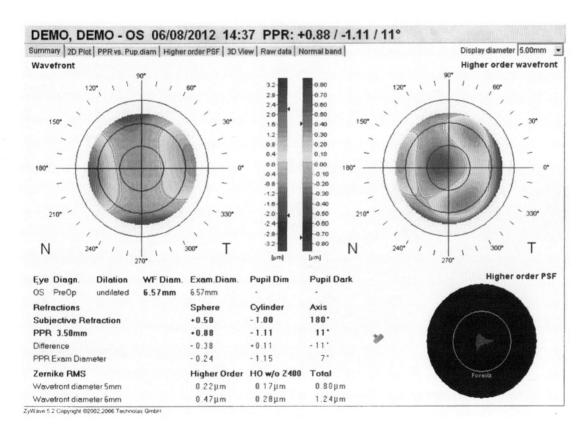

图 4.22　Zywave 检查结果总结

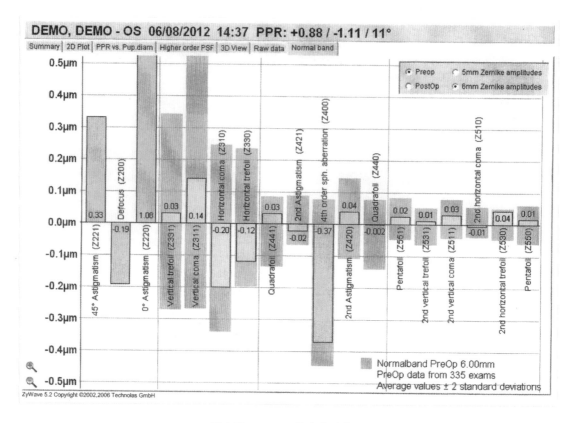

图 4.23 Zywave 检查高阶像差

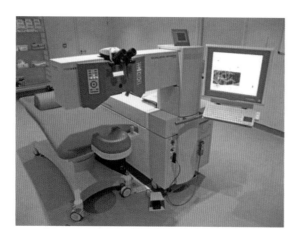

图 4.24 Schwind Amaris 500E 准分子激光

术。该系统的诊断设备包括观察瞳孔动态大小的"pMetrics";以 Scheimpflug 为基础的高像素角膜分析仪"Precisio";内部整合系统(CIPTA)可整合患者的屈光状态、高分辨率地形图和瞳孔大小等信息,为手术做准备。

4.6 其他手术方式

准分子激光手术并不一定是最好的选择,手术医生须根据患者的视力需求与期望来选择合适的手术方式,特别是对老视和对视力有可逆需求的患者。

4.6.1 透明晶体摘除术(屈光性眼内晶体置换术,RLE)

屈光性眼内晶体置换术适合准分子激光手术治疗范围外的屈光不正患者(如高度近视>-8D 或高度远视>6D)以及准分子激光手术禁忌证的患者。

手术方式类似小切口白内障手术,但由于晶体通常很软,较易脱入前房,抽吸仅需较低

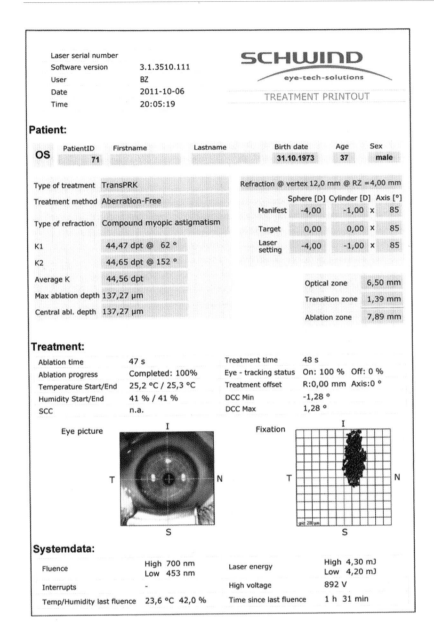

图 4.25　Schwind Amaris 500E 治疗报告

的超声能量。有多种人工晶体可供选择,包括单焦(球面或非球面)、散光型、多焦以及可调节人工晶体。每种人工晶体各有优缺点,手术医生可根据患者的具体情况选择合适的人工晶体。

　　屈光性眼内晶体置换手术优点包括屈光的稳定性(优于准分子激光术后),没有角膜扩张的风险。研究显示,未经角膜手术的视觉质量优于经角膜术后,因为任何经角膜手术都可

能影响角膜的形态从而导致光学像差。术后并发症与标准的白内障手术类似,包括眼内炎、黄斑囊样水肿(尤其是高度近视患者)、视网膜脱离等。

4.6.2　有晶体眼人工晶体植入术

　　有晶体眼人工晶体可植入于前房或后房,优点在于保留患者的调节功能(对于还未老视

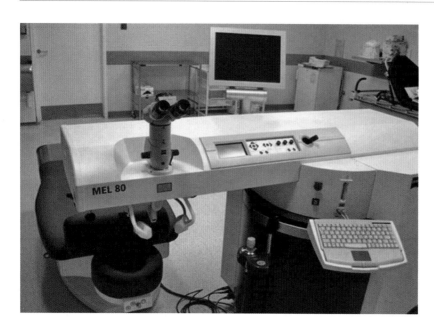

图 4.26 MEL 80 激光图片；医生的角度

的患者)且手术是可逆的(表4.8)。有很多不同类型的人工晶体可选择的,带散光的人工晶体可矫正已存在的角膜散光。根据人工晶体不同的材料性质,可选择通过晶体镊植入(如虹膜夹持型前房型人工晶体) 或通过推注器植入(如后房型人工晶体植入术)。常见并发症包括瞳孔阻滞、眼内炎和屈光异常等。然而,并发症发生的概率很低而且人工晶体通常具有较好的耐受性。更多的手术技巧及细节可通过相关的白内障和屈光性晶体手术书籍了解。

仔细筛选患者对手术成功至关重要。表4.9 列出手术的适应证及禁忌证(Guell,JCRS 2010)。

4.6.3 Intracor

Intracor 技术是使用美国博士伦 Technolas 520F 飞秒激光系统为基础的角膜基质屈光手术,通过对角膜形态重塑进行屈光矫正。激光爆破 20 秒,在角膜中央基质层进行多组同心圆环状切割改变角膜中央屈光力(中央更加陡峭)。该技术仅在角膜基质内切削,保留了角膜上皮层和 Bowman 层的完整性。Intracor 技术适合正视或轻度远视 (+0.75D),不伴散光或轻度散光的老视人群。

4.6.4 Supracor

过去研究者们一直尝试,希望可通过准分子激光手术矫正老视,帮助老视患者同时解决视远及视近物的要求。由于诱导像差,特别是球面像差及彗差,导致过去老视患者的手术矫正最佳矫正视力不佳,可能是因为创建中心超正极区域所致。

Supracor 是一种新颖的多焦点 LASIK,通过准分子激光切削进行远视矫正,不会产生瞳孔区域的诱导偏差。Technolas 217P 激光系统(Technolas Perfect Vision)具有该程序,可进行老视治疗,目前它获欧洲 CE 批准上市,但仍未获得 FDA 批准,因而无法在美国上市进行治疗。

产品信息显示老视患者裸眼近视力有显著提高,同时保存良好的远视力。一项包括 23 个患者、46 只眼睛的临床研究显示,6 个月后 87% 患者视力达到 J2 和 20/25 (近/远裸眼视力)(未发表的数据)。患者满意度高、视力佳且不需要戴眼镜。

手术的适应证和禁忌证标准仍有待研究,但更合适于老视并发轻度近视以及伴轻度或无角膜散光的患者。对于白内障患者,白内障

表 4.8　有晶体眼人工晶体植入术的屈光治疗

部位	产品	并发症
前房	房角支撑型	房角支撑型
	AcrySof Cachet(商品名 简称 AC)(Alcon)	虹膜炎
	Kelman Duet(Tekia)	角膜内皮细胞丢失 瞳孔变形 人工晶体大小不合 适 眩光和光晕
	虹膜夹持型	虹膜夹持型
	Artiflex(商品名阿特福)	人工晶体移位
	Artisan(Ophtec)	
	Verisyse(AMO)	夹持部位腐蚀 角膜内皮细胞丢失
后房	植入性 Collamer 晶体 (ICL,Staar)	白内障形成
	有晶体的屈光镜 (PRL,Zeiss)	色差 人工晶体的混浊

表 4.9　有晶体眼人工晶体植入术的适应证和禁忌证

适应证	禁忌证
年龄>21 岁	前房活动性炎症
屈光度数稳定≥12 个月	反复发作或慢性葡萄膜炎
准分子激光屈光治疗标 准外的屈光不正	视力差的白内障
框架眼镜和角膜接触镜 不适应患者	高眼压症或青光眼
前房角≥30°	自身免疫性疾病、特异性
中央角膜内皮细胞密 度>2500/mm²(年龄>21 岁) 或 >2000/mm²(年 龄>40 岁)	反应、结缔组织病、糖 尿病
瞳孔大小 5.0~6.0mm	

摘除联合人工晶体植入术是更好的治疗手段。在选择诊疗计划以前要仔细评估病情。

虽然这是最新的技术，但仍存在一些不足。相对于其他老视矫正手术，该项手术技术在成像质量和焦点深度之间取得相对平衡的状态，因此该手术术后患者的最佳矫正视力和对比敏感度可能达不到最佳状态。手术是不可逆的，在术前需对患者进行详细的病史询问和签署规范的知情同意书。长期预后结果仍未可知，有可能造成局部上皮增生重塑，也有可能使手术屈光效果减弱甚至无效。

与晶体摘除联合多焦点人工晶体植入术相比，没有明确报道何种手术效果更好。

4.6.5　传导性角膜成形术

传导性角膜成形术(CK)是一种改变角膜形状的非切削性手术，可用于治疗远视、远视性散光及老视(通过诱导单眼视达到)。

传导性角膜成形术通过一根极细的角膜探针(直径约为 90μm)将可控的无线电频率能

量作用于中周边约 500μm 深度的角膜基质，电流作用，局部角膜温度升高，当温度达到 65℃时，角膜胶原纤维收缩。局部角膜组织温度的升高是由于组织对电流产生的阻力而产生并非由探针直接加热产生。角膜组织的改变进一步增加组织电阻，导致电流下降，从而达到一种自限性的效果。当温度过高(>70℃)时，胶原纤维分子间连接键断裂，导致不可逆坏死。

术前通过角膜地形图和角膜厚度测量，排除角膜扩张性疾病，特别是圆锥角膜和边缘角膜透明变性等疾病。还需排除屈光度数不稳定、自身免疫疾病、胶原血管病、孕妇及哺乳期妇女等全身性情况。同时要考虑到传导性角膜成形术可能会干扰心脏起搏器的运行。

手术在无菌局麻条件下进行，放置开睑器暴露手术区域(不使用敷贴，因开睑器作为电路回流的一部分)，嘱患者注视纤维镜灯光，标记视轴及手术部位。根据治疗列线图及需矫正的屈光不正度数确定手术区域，一般在 6mm(7mm 或 8mm)直径的光学区的圆周上。每个手术点的能量为 0.6W，350kHz 的能量作用 0.6秒。典型治疗方案为在不同直径的光学区圆周上设定 8 个点。若要矫正度数较高的屈光不正，则需增加手术点，缩小每个点的手术区域。

手术的原理是使中央角膜更加陡峭。若要治疗散光，可在相对扁平的径线方向增加治疗点。术后局部使用抗生素及类固醇滴眼液。

传导性角膜成形术因为安全、结果稳定，2002 年已通过美国 FDA 认证治疗 +0.75~+3D 远视。通常术后早期会出现轻度过矫（0.5D 左右近视），术后 3 个月内渐渐好转。需告知患者，术后 3~6 个月内远视力可能会有轻度波动。屈光状态在 3~12 个月逐渐趋于稳定，一般可稳定 3 年以上，因组织重建和胶原转换可能会导致术后屈光回退。

术后并发症主要包括异物感、短暂光敏感综合征、手术源性散光。手术源性散光可在初始程序中进行处理或进行二次加强手术。

传导性角膜成形术正越来越多地被用于治疗老视（主视眼看远，非主视眼看近），但需充分告知患者单眼视相关问题及诱导患者适应。也可通过角膜接触镜诱导实现单眼视。

对非主视眼近视的诱导方面，传导性角膜成形术与角膜接触镜矫正效果不一，一般前者优于后者。前者诱导的单眼视患者较少出现双眼远视力、深度觉及对比敏感度的问题，可能是该手术通过改善角膜像差进而影响视野深度，这种现象称为"混合视"。

4.6.6　飞秒激光透镜切除术

随着飞秒激光的精确性和可预测性的不断提高，一项可改变角膜形态的新技术诞生，包括飞秒激光透镜切除术（FLEx）和飞秒激光小切口透镜切除术 （SMILE）。手术过程全部由德国 Zeiss Visumax 全飞秒激光完成，不需要角膜板层刀和准分子激光的参与。飞秒激光与准分子激光在切割精度的差距（如微米 vs 亚微米）可能会限制这项技术矫正屈光不正的精确性，但由于飞秒激光更快、激光点更密，这个差距在缩小。现在这项技术还只能用于治疗近视和近视伴散光。

4.6.6.1　飞秒激光透镜切除术（FLEx）

根据屈光不正需矫正的度数设定程序制作角膜基质微透镜。在角膜浅层进行切割形成角膜微透镜前表面，继而制作角膜瓣，掀起角膜瓣，取出角膜微透镜，盖回角膜瓣。屈光状态一般 1 年左右达到稳定状态。

4.6.6.2　飞秒激光小切口透镜切除术 （SMILE）

飞秒激光小切口透镜切除术同 FLEx 相似的是应用飞秒激光切除角膜微透镜，但并非制作一个可掀起的角膜瓣，而是制作一个 180° 的角膜隧道，连接角膜微透镜与角膜周边表面，利用显微镊取出角膜微透镜。在取出微透镜前，手术医生需确定微透镜与其周围的角膜基质彻底分离，取出前可用显微钳将微透镜前后表面相连的组织彻底分离。取出角膜微透镜后，用标准 LASIK 管从隧道口灌注 BSS 溶液（平衡盐溶液）冲洗界面。手术形成一组织平面，确保角膜前部板层厚度为 110~130μm，直径为 7~7.5mm，较微透镜直径大 0.5mm。微透镜大小根据瞳孔大小决定，一般为 6~7mm。

SMILE 的优点主要是无需制作角膜瓣，角膜结构保持完整，避免一系列与角膜瓣相关的并发症，特别是角膜扩张、感染、弥漫性层间角膜炎、上皮植入、角膜瓣移位、干眼。术后早期数据显示手术安全及屈光效果精确。目前为止，报道并发症包括干眼、角膜微纹（SMILE 少于 FLEx）、SMILE 术后残留层间碎屑。

FLEx 和 SMILE 术后，患者按规定局部使用抗生素滴眼液、润滑剂、类固醇类滴眼液和非甾体类抗炎滴眼液，口服止痛片。根据手术医生的习惯，患者定期复诊，通常为术后第一天、术后 1 周、术后 1 个月和术后 6 个月。

这两种手术的激光参数将继续优化，以达到最优的屈光精确度，并确保微透镜的表面尽可能平滑，以减少界面愈合所产生的光学效果。

4.6.7　微波角膜热成形术（Keraflex）

Keraflex （Vedera KXS，Avedro 公司）是欧

盟临床试验最新认证治疗近视和圆锥角膜的一项新技术，通过在角膜上皮放置一个微波发射的电屏蔽器，直接将低能量微波传导到角膜基质产生热量（约 65℃），对应角膜前基质 150μm 范围的热效应使胶原纤维收缩，形成一个环形的紧缩区域。同时，使用表面冷却系统在手术过程中保护角膜前弹力层不受热效应影响。

Keraflex 与传导性角膜成形术（CK）的区别在于：微电波角膜成形术（MK）电极与角膜绝缘，能量由通电组织和基质组织之间相互作用产生。而传导性角膜成形术则是电流通过角膜组织产生电阻产热。CK 和 MK 另一个主要的区别是，CK 主要使周边角膜变扁平，中央变陡峭；MK 则是使作用点部位的角膜陡峭中央角膜变平。产生差异的原因可能是 MK 是胶原纤维在平行于表面方向收缩，而在垂直于胶原纤维方向组织基质则产生肿胀，从而使治疗区产生类似于一个基质环的空间。

Keraflex 技术通过使中央角膜变平而治疗近视和圆锥角膜。MK 术后 1 周角膜地形图检查可示角膜不规则散光减小，治疗区形成明领结形。是有必要的术后长期观察其安全性和稳定性，联合胶原交联技术可能提高治疗效果。

Keraflex 手术的优点在于不切削角膜基质，角膜组织的完整性得以保证，但仍需要长远的实践证明。由于角膜上皮保持完整，减少术后不适、感染和角膜融解的风险，且角膜神经并未切断，因此术后干眼可能性较小。研究同样显示角膜内皮未受影响。由于这项技术仍处于早期发展阶段，还需长期体外和体内试验建立治疗列线图和治疗范围。目前主要禁忌证包括角膜厚度<400μm、近视（等效球镜）≤1D、角膜地形图显示 K_{max} 中心在 4mm 光学区外、疱疹性眼病病史、角膜营养不良、显著的角膜瘢痕、自身免疫性疾病、全身性结缔组织病、过敏、既往化学伤病史、怀孕及哺乳期。

4.7　屈光结果分析（IBRA，列线图）

屈光手术医生有必要监测患者术后视力及屈光度数，不仅能有助于提高治疗的准确度达到更好的治疗效果，而且有助于术后并发症的早期发现。术前应充分告知患者术后随诊的重要性，以达到更高的随诊率。

术后随诊要进行 3~6 个月，记录分析患者的屈光、角膜地形图以及波前像差，将屈光和视力值输入已设定好的标准化图表（图 4.27），用这种方法医生不仅观察自己所做手术的效果，同时也可根据结果来评估新治疗方法的疗效。

特定的电脑软件可用来收集和分析数据。目前最成熟的结果分析系统是 IBRA（Zubisoft 公司），它主要集中在五大方面：数据收集、结果预测、结果分析（审查）、结果比较和结果最优化。自始至终最重要的是结果存储的保密性及检测必须加密或匿名处理。

以下是分析软件功能、计算及报告的典型举例。

1. 数据收集

● 根据手术或准分子激光的治疗或日期分类显示数据。

● 用图表法显示异常值或与正常值进行比较。

● 进行多中心试验，通过安全的网络联结收集分析数据。

● 通过电子病历系统（简称 EMR）导入数据。

● 将数据导出到 Excel、Minitab 或 SPSS 软件，进行进一步分析。

2. 结果预测

● 对术前特殊屈光患者预测不需要戴眼镜的概率。

● 预测术后不能达到最佳矫正远视力（CDVA）的风险或 LASIK 术后需要加强治疗的

Outcome Summary

Visit: 3 Months

Data Selection: LASIK, first

Uncorrected distance visual acuity (n=134)

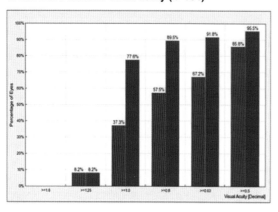

Change in corrected distance visual acuity (n=130)

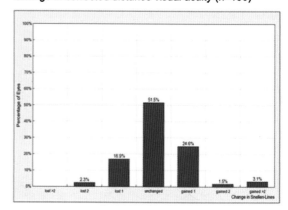

Spherical equivalent attempted vs achieved (n=99)

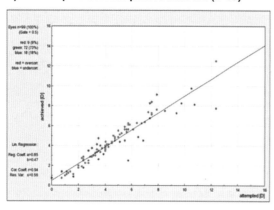

Spherical equivalent refractive accuracy (n=130)

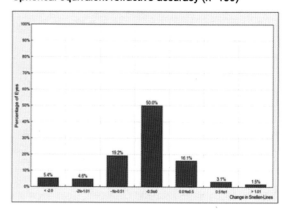

Refractive astigmatism (n=131)

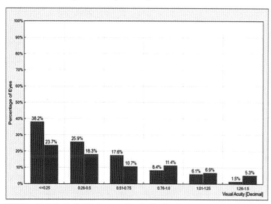

Stability of spherical equivalent refraction

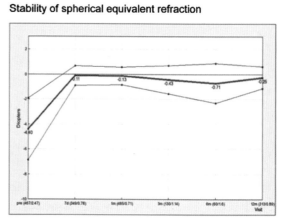

IBRA - Ophthalmic Outcome Analysis System

Surgeon A (IBRA Tutorials)

2012-04-29

图 4.27　IBRA 用 6 个图表显示结果的截屏图

概率。

3. 结果分析(审查)

● 将目前的视力和屈光结果转换成国际标准。

● 记录白内障人工晶体植入术后出现的屈光不正和异常。

● 评估散光晶体植入后产生的散光和旋转稳定性。

4. 结果对比

● 将个人结果与同事的、实验中心的、实验队伍的、参考数据库的数据进行对比。

● 使用统计工具来估算数据间的差异(图4.28)。

5. 结果最优化

● 为特定的人工晶体计算最佳常数（图4.29）。

● 根据 LASEK 手术中的不同屈光组别创建治疗列线图(图 4.30)。

● 估算准分子屈光手术后的人工晶体度数。

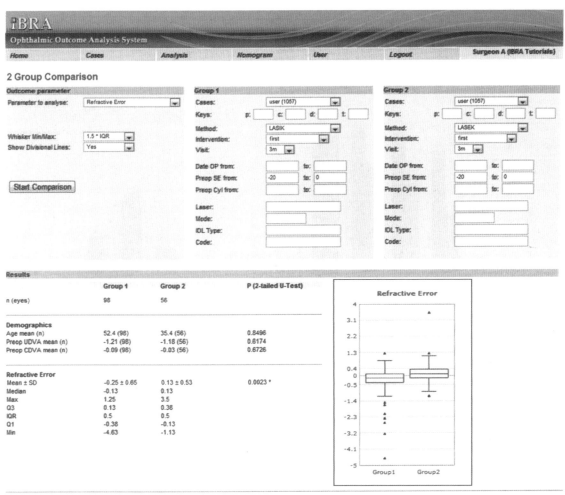

图 4.28　IBRA 比较 LASIK 和 LASEK 的截屏图

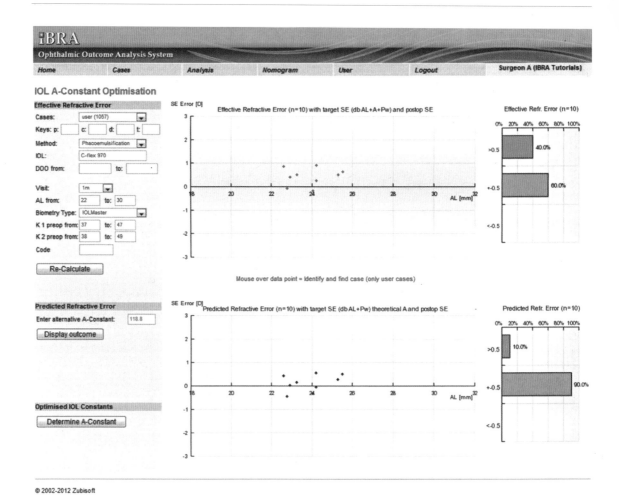

图 4.29　IBRA 显示 A 常数计算的截屏图

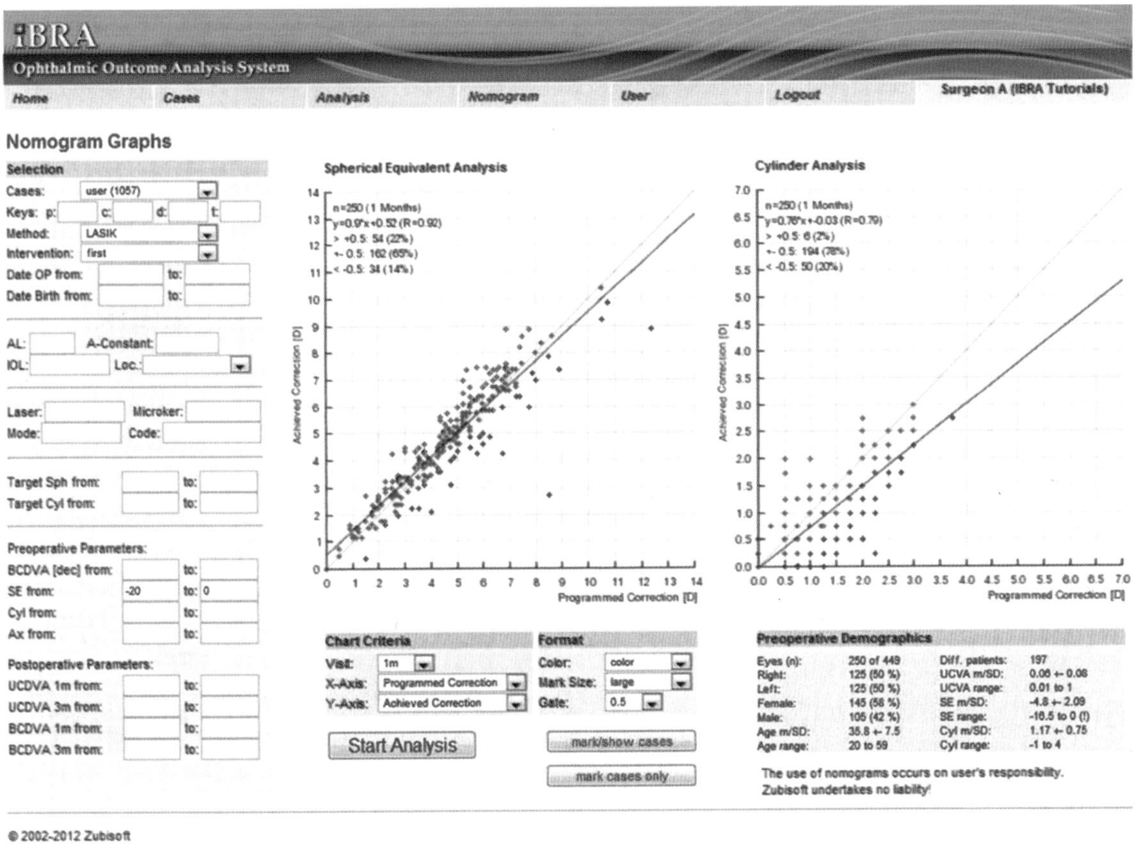

iBRA
Ophthalmic Outcome Analysis System

| Home | Cases | Analysis | Nomogram | User | Logout | Surgeon A (IBRA Tutorials) |

Nomogram Graphs

Selection

Cases: user (1057)
Keys: p:　c:　d:　t:
Method: LASIK
Intervention: first
Date OP from:　to:
Date Birth from:　to:

AL:　A-Constant:
IOL:　Loc.:

Laser:　Microker:
Mode:　Code:

Target Sph from:　to:
Target Cyl from:　to:

Preoperative Parameters:
BCDVA [dec] from:　to:
SE from: -20　to: 0
Cyl from:　to:
Ax from:　to:

Postoperative Parameters:
UCDVA 1m from:　to:
UCDVA 3m from:　to:
BCDVA 1m from:　to:
BCDVA 3m from:　to:

Spherical Equivalent Analysis

n=250 (1 Months)
y=0.9*x+0.52 (R=0.92)
> +0.5: 54 (22%)
+- 0.5: 162 (65%)
< -0.5: 34 (14%)

Achieved Correction [D] (Y-axis)
Programmed Correction [D] (X-axis)

Cylinder Analysis

n=250 (1 Months)
y=0.76*x+-0.03 (R=0.79)
> +0.5: 6 (2%)
+- 0.5: 194 (78%)
< -0.5: 50 (20%)

Achieved Correction [D] (Y-axis)
Programmed Correction [D] (X-axis)

Chart Criteria
Visit: 1m
X-Axis: Programmed Correction
Y-Axis: Achieved Correction

Format
Color: color
Mark Size: large
Gate: 0.5

Start Analysis
mark/show cases
mark cases only

Preoperative Demographics

		Diff. patients:	197
Eyes (n):	250 of 449	UCVA m/SD:	0.06 +- 0.06
Right:	125 (50 %)	UCVA range:	0.01 to 1
Left:	125 (50 %)	SE m/SD:	-4.8 +- 2.09
Female:	145 (58 %)	SE range:	-16.5 to 0 (!)
Male:	105 (42 %)	Cyl m/SD:	1.17 +- 0.75
Age m/SD:	35.8 +- 7.5	Cyl range:	-1 to 4
Age range:	20 to 59		

The use of nomograms occurs on user's responsibility.
Zubisoft undertakes no liability!

© 2002–2012 Zubisoft

图 4.30　IBRA 显示近视 LASIK 治疗列线图的截屏图

(潘雪珂 李昕 译　孔祥斌 校)

第 5 章

操作实验

5.1 引言

正如其他许多学科一样，角膜手术的训练也应该把重点放在各种形式、以模拟训练为基础的手术操作之上。如同飞行训练及空间探索，医学模拟训练能使受训者在一个安全且脱离患者的环境中得到有效训练。"模拟器"在这里指的是操作实验室中所有的仪器以及电脑等相关设备。

临床技巧只有通过不断重复而且认真仔细地训练才能得到提高。据估计，掌握任何一项技术（包括乐器及体育等）需要练习大约10 000小时，外科手术也是一样，如果条件允许，应进行尽量多的手术练习。在美国，进入操作实验室是眼科培训的必需环节，而在英国则更是如此。

医学模拟训练能使受训者在一个安全且脱离患者的环境进行练习。一般通过对包括人造材料、动物和人体组织等操作训练，可使练习者通过不断地练习手术技巧直至完全掌握。

在眼科中，操作训练已经较好地应用到白内障手术训练中，在角膜手术训练系统中，能进行以下训练：

- 角膜缝合、角膜钻切和植片缝合术；
- Flieringa 环缝合；
- 角膜隧道切口；

- 板层分离；
- 后弹力层剥离；
- 角膜生物胶使用；
- 羊膜移植；
- 角膜基质环植入；
- LASIK 角膜瓣制作。

如果使用动物组织(如猪眼)练习，来源必须是正规途径且用完后需要进行无害化处理。必须有切实可行的措施确保动物组织在任何情况下都与患者的环境隔离，尤其是手术室。确保不会出现实验室与手术室之间的器械误用，从而避免任何动物体的微生物及微蛋白传至患者。

5.2 实验室设备及维护

一个高标准的模拟训练实验室必须包含6个基本部分：

- 足够的空间；
- 合格的教师和合适的课程；
- 获得训练用的眼球；
- 眼球的固定；
- 眼球的预处理；
- 资金保障。

5.2.1 训练空间

必须有专用区域专门用于进行教学和实践操作，此区域不能用于人类手术(图5.1)。实

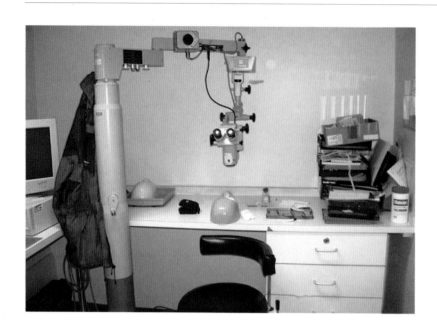

图 5.1 实验室配备手术显微镜及有足够的空间

验室应有足够的空间能让学员及教师舒服地工作。必须有符合人体工程学设计的工作台、舒适的座位和足够的照明。必须有空间放置显微镜，最理想的是每一个工作台配备一台可以独立控制的显微镜，最好是脚踏控制，这样能最大程度模拟手术室的配置。显微镜上应该有一个供教学使用、具有立体视的助手镜以便教师观察。一些较大的实验室在每台显微镜上配备摄像机以便老师能自由转换到每一个台显微镜的画面，而且能将显微镜下的画面进行投影放大以便讲解。

实验室必须有水池和供水以及排水设施以确保安全。房间必须能有足够的储存空间储存设备和耗材(图 5.2 至图 5.4)。如果同时进行白内障训练，还必须有放置超声乳化设备的空间。如果使用动物眼练习，还必须有储存冰箱。实验室有专用装置储存废弃动物眼、手术刀及其他物品。

所有设备必须进行维护和清洁，并定期补充耗材，最好有专门的人员进行此项工作。使用者每次练习后必须记录自己的训练时间，既是对自己练习的记录也是对器械使用的登记。使用者用完必须做好清洁工作，以便下一位操作者的使用。

5.2.2 合格的教师和合适的课程

俗话说，完美来自不断地练习。但也不完全正确，完美的手术应来自于完美的练习。受训者获得学习和指导的机会非常重要，否则他们将养成不良习惯。不熟练的操作者有可能会损坏器械和设备，并且会浪费大量的时间，必须要有经验和热情的教师来进行指导。

虽然前期的基础准备工作非常困难，但这对提高手术技能十分重要，而且如果教授得法，操作者能很快提高其操作的水平。在大的眼科中心，若一个或多个高年资顾问医师有兴趣组织培训系统，受训者能得到定期或半定期实验室培训，至少在他们早期外科手术培训都是如此。

就培训方面而言，高年资受训者(如白内障或角膜医师学员等)非常适合指导低年资受训者进行实验室培训。在实际手术中，高年资医师也经常指导低年资医师进行手术，这可使双方获益。高年资医师能给无压力的实验室环境的练习带来一定的压力，达到操作者在实际手术中减缓压力的效果。

在操作者进行手术前，必须制订相应的课程计划，以进行相应的手术技巧及手术操作的

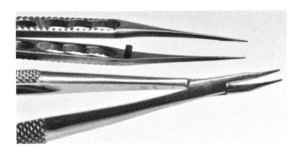

图 5.2　持针器及打结镊(角膜手术基本器械)

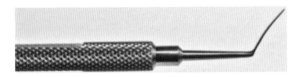

图 5.3　Morlet 角膜板层分离器(用于 DALK 练习)

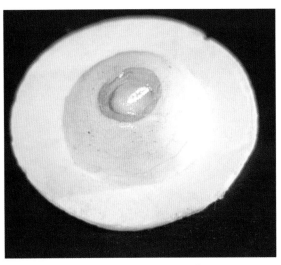

图 5.5　人工眼(塑料)

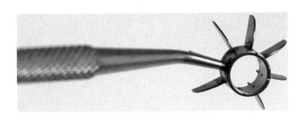

图 5.4　角膜标记器(用于角膜移植动物实验)

练习。在英国，皇家眼科医学院要求所有学员完成眼科显微手术培训并取得满意的成绩后才允许其对患者进行手术。通过练习使学员理解到他们需要训练什么手术技巧以及需要掌握到什么程度。

5.2.3　获取练习所需的材料

以下是操作实验室中所需练习材料的多种获得途径。

5.2.3.1　塑料人工眼

有几家公司出售人工眼球和模型头,它主要用于白内障手术训练,但也可用于练习角膜手术(图 5.5 和图 5.6)。皇家眼科医学院能够提供带底座的双眼模型,这种模型容易获得且易于清洗,但它们与人类组织的特性完全不同且价格昂贵。

5.2.3.2　动物眼球(尤其是猪眼)

猪眼球因为易于获得且廉价早已被用于眼科手术的训练。虽然尚未有文献报道,但使用猪眼有动物源性感染因子传染至实验室工作人员及受训者的风险,而且猪眼具有完全不同于人体组织的特性(角膜和囊膜较厚),因此学员过渡至实际手术时必须注意到这一点。

5.2.3.3　人体角巩膜组织

部分捐献的不适合移植的人体组织可作为操作练习的来源。组织运输和处置程序必须符合规定,且原来的知情同意对于培训时也同样有效。这是最接近实际角膜手术的练习,但这种机会非常少。植片(图 5.7 和图 5.8)可安放在一个人工前房上(可用于行角膜内皮移植手术时使用),借助它可进行一系列的练习(裂伤缝合、分离板层等)。

5.2.4　眼球固定

理想的眼球固定应该是可以精确模拟手术时人眼的位置、眼压、稳定性以及便于显微镜下定位和手术操作。

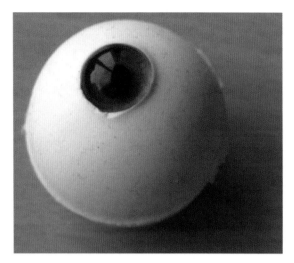

图 5.6 塑料人工眼(Pharmabotics 公司)

固定眼球的装置由训练使用的材料决定。塑料眼球可安装在人体模型、手术操作板(图5.9)或自制的备用物中（如带假发的模特头部）。这可保证操作时假眼球的稳定性,但假眼不能伴随医师的操作而出现相应的移动。

商业化的产品包括带有负压吸引固定眼球的装置(如 Mandell 眼球固定装置),它包含一个聚苯乙烯人头部模型以及负压吸引台。操作时,负压来自于墙壁的负压吸引装置,但这个设备不可能在所有的操作实验室都有。可采用一个足够大的注射器以及在连接胶管上附加一个夹闭装置来模拟,从而通过调整吸力来模拟不同眼压下的手术情况。

一个更复杂的装置能带有红光反射,通过它可模拟多种眼前段手术以及 YAG 激光虹膜切开术,很显然要造一个这样的模型眼更加复杂和耗时。

将人角巩膜植片安装在人工前房上,缺点是没有人体模特那样逼真,但可通过注射空气、平衡盐溶液或黏弹剂以及夹子来模拟不同的眼内压力。

5.2.5 眼球准备

塑料模型眼很少需要特殊装置,可直接取出后使用。有些型号的塑料模型眼前房很浅,

因此使用前要注射黏弹剂才能形成前房,这种模型眼可容易地放置至底座上并进行固定。

猪眼要使用 30G 针头通过视神经残端或斜穿过巩膜向玻璃体腔注入平衡盐溶液或生理盐水,重新形成眼球张力。如果在练习过程中漏水,还要不断重复注射以便维持眼内压。

人角巩膜植片(图 5.7 和图 5.8)可用右旋

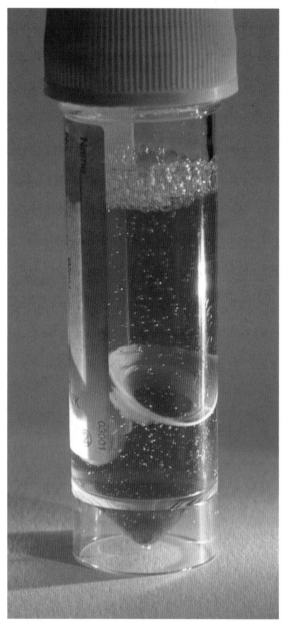

图 5.7 瓶装储存的角膜植片

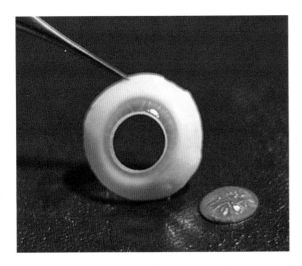

图 5.8 角膜片及角膜巩膜环(人类)

糖酐或更便宜的保存液保存。右旋糖酐比较昂贵,但由于其具有最佳的渗透压,能保证角膜的透明。保存液渗透压改变导致移植片水肿混浊,可将其放置在右旋糖酐或其他合适的替代保存液中脱水以恢复透明,但需要几个小时的时间,或者刮除上皮细胞,表面放置甘油也可消除角膜水肿。

5.2.6 实验室资金支持

获得足够的资金来建立和维护一个高品质的模拟实验室是一项挑战,特别是在经济困难的时候。然而只要抱有想法和信念就一定能

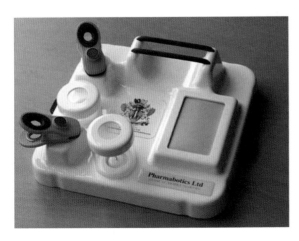

图 5.9 手术操作板(Pharmabiotics 公司)

成功,特别是通过进入操作实验室的练习,学员可以学习得更快,从而在他们进行手术时减少手术并发症的发生。

当操作实验室的轮廓建立成形,就必须从培训经费中分配出具体的培训预算,确保有持续的供给,其他的资金来源还可通过行业的捐赠和慈善捐款等。已过期的耗材(如手套、黏弹剂、人工晶体等)不能在外科手术中使用,可拿到操作实验室中使用。通过公布在操作实验室中实施课题的研究经费和研究结果可提高设备的使用效率。通过提供给其他领域的学员和专家的收费技能训练课程,也能带来一定的收入。

再次强调一点,最好有专人对实验室的预算和财务进行管理,保证财务健康性及持续性。

5.2.7 实验室规章制度

如果所有实验室使用者能够爱护实验室所有设备及设施,那么实验室将能保持良好的秩序和便于使用。设备的使用规则包括如下内容。

● 体谅其他用户:如果空间有限则轮流使用,不要影响别人(如播放音乐、大声聊天),如果操作台使用频繁,请提前预订。

● 不断收集医用耗材(包括手术室丢弃物、厂家的样品):如果所有的操作者都能提供这些耗材,则更容易维持一定的库存。

● 爱护设备:如果你不知道如何使用或设备在哪里,可询问管理人员。

● 保持清洁:使用后将用过的锐器和动物组织丢弃至适当的地方。

● 将设备放置在便于发现的位置。

5.3 角膜操作实验

以下给出几个在模拟实验室练习角膜的手术练习例子。

5.3.1 角膜钻切

将合适的角膜钻切装置放于工作区 (图

3.12)。如果需要,可使用墨水标记负压孔位置以辅助确定角膜中心,如果是人角巩膜片,把它上皮面向下放在切割枕上,如果是猪眼角膜,先从眼球上切下角巩膜片再放在钻枕上。使用真空环钻时,将组织块堵塞之前先将注射器压到底,使用压缩环以确保组织固定,然后释放管芯产生吸引。放置环钻,用力向下压切组织,此时有"嘎吱嘎吱"的感觉,如果是猪角膜,要用比人角膜更多的力气。各个方向用力均匀以确保一个整齐的切削,拆下环钻置于锐器盒内,角巩膜环放一边,释放负压并拆下圆形角膜片。

切下的植片及其边缘可继续做穿透性角膜移植的缝合练习。

5.3.2 板层分离

把角巩膜片放置于人工前房上(图3.16),盖上扣环,使用空气注射器注入空气以维持张力,然后夹子夹闭,张力不宜太高,否则不易于行板层分离。用标记笔标记角膜中心及直径8mm环(可使用带有墨水的徒手标记环),使用可调深度的刀片在角膜边缘处做切线切口,深度为350μm(DSEK)或550μm(DALK),根据个人习惯而定,然后使用板层刀开始行板层分离。

在DSEK中,用最短的板层刀开始板层剥离,开始做切口要保持平行于角膜表面而不是朝前或朝后(会穿透后弹力膜)。当开口平面形成后,用一个钝性的刀片(如Morlet板层分离器,图5.3)继续分离全部角膜,一直到角膜周边。注意分离过程中始终保持在同一层面,这需要刀片按照中线的各个方向转动刀锋的朝向,一旦尖端过角膜的中心,要提起刀刃的尾部,避免切割到上皮。当板层分离完成,角膜就可以从人工前房取出,8mm直径移植片便完成,取下板层植片,检测厚度和均匀性,如果有前节OCT,可使用该装置进行精确测量厚度。

练习将移植片植入眼内,如将植片放入DSEK推注器中。

对于DALK的练习,依上述方法开始板层剥离,但是要确定刀尖的映像。力求剖切至后弹力膜前的层面使残留的基质越少越好,可通过刀尖和它的映像来判断,二者尽可能地接近但不要接触,剥离过程中保持这一点。当进入中周部基质更换中等长度的刀片,当越过角膜中心更换为最长的刀片,继续剥离至刚刚超过预计的植片直径,这样受体基质是潜行在缝线的下方,当剥离完成后,层间注入黏弹剂分离板层。使用负压环钻去除前基质,当钻透就可看见黏弹剂流出,解除负压移除环钻,使用弯剪完成钻切,移除前基质并检查植床。应该会有一点点残留的基质,小心地注水并剥离残留的基质就能够裸露后弹力层。

接下来可练习植片(刚刚取下的组织)、植床缝合,潜行的植片边缘能够允许进行较深的缝合而没有后弹力层穿透的风险。

也可用大气泡技术进行深板层角膜移植的植片准备。如前所述,将植片固定在人工前房上,用生理盐水或BSS填充人工前房,标记角膜中心和所需的植片尺寸,使用负压环钻钻取角膜1/3~1/2的厚度,在中周部插入27G针头的空气注射器,保证斜面朝下且针尖处于基质层深部。将空气注入形成一个大气泡,如果气泡形成,拔出针并分离去除前面的基质层,将前房的压力稍减少,然后用一个锐利刀片在气泡内做一个垂直的切口。切口能够容纳注入黏弹剂,黏弹剂能使基质层和后弹力层分开,用Vannas剪剪除残余的基质层后裸露出后弹力层。

5.3.3 角膜缝合

很多装置可用来练习角膜缝合,最简单的是带全层角膜切开的塑料人工眼。同样简单的还有将猪眼角膜全层切开后进行缝合练习,观察学员角膜切口缝合方法和技术。然而在实际外伤手术中,角膜裂口往往是不规则形、斜形或星形,尽量模拟这类形态伤口让学员进行缝合练习。

进行角膜植片缝合练习时,学员要注意缝线的排列、深度、长度和张力(图 1.7),间断或者连续缝合都要进行练习(图 5.10 至图 5.12)。学员练习中,要像实际手术中一样保持模型眼的固定,通过移动自己的手来进行缝合,而不是通过转动眼球模型来进行缝合,这会降低缝合的难度。

5.3.4　角膜瓣制作

角膜瓣的制作练习最好在动物的组织(如猪或人)上练习,而不要选择塑料人工眼。眼球按常规方法固定,安装负压吸引环装置。因角膜曲率和直径的差异,在猪眼上很难产生足够的吸力,尤其是眼压低时,必要时开始前用生理盐水将眼压提高。学员可练习安装微型角膜刀,并练习角膜刀的前进或后退,当角膜微型刀被移除后,学员再练习翻转角膜瓣以及复位角膜瓣。

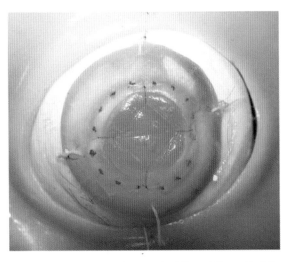

图 5.11　角膜移植操作实验:在受体眼进行 16 针连续缝合的标记

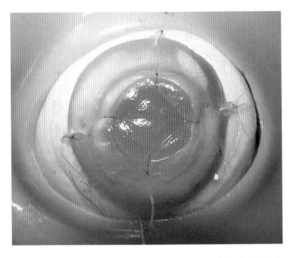

图 5.10　角膜移植操作实验:4 根主要缝线缝合后形成菱形张力线

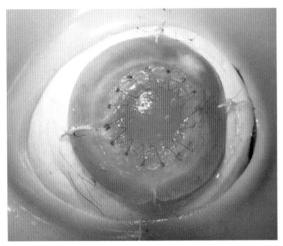

图 5.12　角膜移植操作实验:缝线张力的调节

(马海智　周强　译　段虎成　校)

索 引